TODO SOBRE LOS
FACTORES DE TRANSFERENCIA

Óscar Nájera

TODO SOBRE LOS FACTORES DE TRANSFERENCIA

Óscar Nájera

- -

1ª Edición: Diciembre de 2009

©Óscar Nájera, Barcelona 2009

ISBN: 978-84-9916-414-4
DL: M-51335-2009
Impresio en España / Printed in Spain
Impresión: Bubok Publishing

*Dedico este libro a todas las personas que,
día a día, contribuyen a que esta información
se expanda por todo el mundo.*

<u>**Acerca del Autor**</u>

ÓSCAR NÁJERA– Diplomado en Medicina Natural, Naturopatía y técnicas de diagnóstico, Quiromasaje, Quiropraxia, Osteopatía estructural, especializado en Osteopatía para la mujer embarazada, Alimentación y Nutrición, Homeopatía, Cromopuntura, Terapias con esencias Florales, Auriculomedicina, Reflexología podal, Técnica metamórfica, Psicobiología, entre otros estudios de Psicología.

Con más de 14 años de experiencia como terapéuta en consulta, creó su propio centro de formación en el que se dedicó a impartir clases sobre distintos métodos terapéuticos alternativos, apoyado siempre por profesionales médicos y bases científicas.

Desde el año 2006, tras descubrir una breve información sobre el tema y adentrarse profundamente en su estudio, dedica todo su esfuerzo a difundir la información sobre el gran descubrimiento de los Factores de Transferencia a personas de todo el mundo. Así, el viajar y visitar a tantas personas interesadas, consumidoras y recomendadoras del producto, le ha dotado de una gran cantidad de información práctica sobre el uso de los factores de transferencia en todo tipo de situaciones, tanto en el campo de la prevención, como en el de tratamiento en diferentes patologías.

Con este bagaje dedica una parte de su tiempo a dar conferencias por todo el mundo sobre el Factor de Transferencia con un lenguaje asequible para todos los públicos, para que todo el mundo pueda entender la maravilla de este descubrimiento y aprovechar sus cualidades para beneficio de su salud y la de sus familias.

Además organiza cursos de formación para los distribuidores autorizados y profesionales de la salud con el fin de optimizar el uso práctico del producto en sus clientes.

Enamorado del gran avance científico que genera el laboratorio de *4LifeResearch* y las ventajas que ofrecen a la salud integral del ser humano, el autor es un activo formador de equipos de distribución internacional, con el fin de hacer llegar este mensaje a todo el mundo.

INDICE

<u>**Agradecimientos del autor**</u>

Antes de empezar este proyecto tengo la necesidad interior de hacer participes de estas hojas a personas que han sido la causa y la razón por la cual me he decidido a abandonar mi mesa de consultas y cambiarla por cualquier lugar donde alguien necesite mejorar su calidad de vida.

Debo agradecer enormemente a David&Bianca Lisonbee y al equipo científico de *4Life Research*, con el Dr. Calvin Mc Causland al frente, por sacar a la luz este descubrimiento e invertir todos sus esfuerzos (de todo tipo) en investigar y facilitar la comunicación de esta gran noticia al mundo, de una manera tan justa y beneficiosa para la humanidad.

También agradecer a la persistencia de dos personas que han sabido transmitir a miles de personas el valor y las maneras de obtener beneficio real de este descubrimiento, y que nos ha enseñado a todos los enamorados de *Transfer Factor®* que si una persona se decide a llevar este mensaje al resto del mundo, podemos construir un planeta mejor. Son personas admirables por su visión y dedicación al proyecto de llevar *Transfer Factor®* al mundo y aquí quiero dejar reflejado mi respeto, admiración y cariño por el Dr. Herminio Nevárez y por Carlos Rocha, dos personas que me han enseñado que querer es poder, pese a todo y con todo. Un millón de gracias.

Y por último, pero en primer lugar de mi vida, debo dar millones de gracias a Sofía, mi esposa, por su inacabable comprensión y apoyo en todos mis proyectos, por ser la luz que da claridad a mi camino, y a mis hijos Carla y Pol, las bendiciones más grandes que Dios me ha dado y que son el motor de todo lo que hago.

<u>**Introducción**</u>

Este libro nace de la necesidad de los profesionales de la salud y distribuidores de tener una literatura completa sobre el producto que manejan y así entender mejor cómo sacar el máximo provecho de *Transfer Factor®*. He pretendido, en estas páginas, resumir los puntos más importantes de la información que imparto en mis conferencias destinadas para todos los públicos, con la intención de hacerlo fácil y entendible, pero aquí he querido aprovechar el formato escrito a modo de ensayo e incluir más información técnica con el fin de satisfacer otros niveles de conocimiento más profundos que necesiten una parte más científica. Expresamente creado para entender de qué estamos hablando cuando nos referimos a este formidable descubrimiento que está provocando un cambio de calidad de vida en miles de personas de todo el mundo.

Este libro no pretende diagnosticar, tratar ni curar nada. El objetivo es dar a conocer las bases de este gran descubrimiento que tanto está ayudando a personas de todo el mundo. Mi conocimiento se basa en los estudios científicos realizados desde 1949 hasta los últimos datos recientemente descubiertos, y en las experiencias de muchos médicos, terapeutas, distribuidores y consumidores del producto, que he podido recopilar en estos años llenos de satisfacciones con el uso de los Factores de Transferencia. Ellos son los responsables de que hoy hayan muchas otras personas que conozcan este regalo de la naturaleza. Incluyo también extractos de artículos y estudios realizados sobre este descubrimiento de manera que el lector tenga muchas fuentes de información. Deseo que esta información sea un compendio de textos y datos sobre el factor de transferencia comprensible para todos y útil para mejorar las vidas de más personas de todo el mundo.

No pretendo explicar en este libro como tratar enfermedades con un producto, sino dar a conocer la base de su éxito; en una próxima ocasión me adentraré en ese aspecto más práctico. Solo te voy a pedir que compartas esta información, que no te la quedes solo para ti. Ahí fuera hay vidas que dependen de ello.

Gracias de antemano.

Óscar Nájera

Capítulo 1 – La importancia para el mundo

Para entender la gran importancia del descubrimiento de los factores de transferencia vamos a reflexionar en este capítulo sobre la situación específica a la cual se enfrenta el ser humano hoy en día. Un marco social, sanitario, político, laboral, emocional, espiritual,.. etc, que, sin lugar a dudas, tiene una influencia determinada sobre nuestra salud.

Hay que hacer una especial mención al acontecimiento más singular y trascendente de toda la historia de la evolución desde el origen de la vida. Un acontecimiento al que no siempre le prestamos la atención que merece. Y es que en los países desarrollados se ha triplicado la esperanza de vida en menos de doscientos años. Así, resulta que la especie humana, y especialmente en el caso de las mujeres algo más, dispone de cuarenta años más de vida, una vez ya han cumplido con sus funciones reproductivas. Este es un hecho impresionante y sin precedentes en ninguna especie, sobretodo en tan poco tiempo, y sin necesidad de alguna mutación especial en la especie. Este fenómeno ha hecho determinar a los científicos que el ser humano no está programado para morir, lo cual resulta muy motivador para la mayoría de la especie, pero esta noticia comporta otros problemas que implican los niveles de seguridad de los mecanismos de nuestro cuerpo.

Lo más curioso, según los expertos en el tema, es que este logro no ha venido dado por el gran avance científico de las últimas décadas, ni por que la medicina posea herramientas antibióticas mucho más avanzadas que antaño, sino que una de las mayores claves resulta ser nuestra eficiencia en adoptar el sencillo pero poderoso hábito de lavarnos las manos. Así, podemos decir que nuestros buenos hábitos de higiene han sido los primeros responsables de este gran logro.

Si nos situamos históricamente hace medio millón de años, vemos que nuestros antepasados consumían su vida rápidamente por las situaciones que vivían, donde la supervivencia era lo más importante. En aquel momento, la esperanza de vida era de unos 30 años, suficiente para que las funciones reproductoras mantuvieran la especie viva, mientras que en nuestra época el ser humano dispone de otros cincuenta años más de postre.

Esta situación hace que el sistema inmunitario, que estaba preparado para enfrentarse a los problemas que la especie pudiera padecer en esos 30 años de vida, necesite urgentemente actualizarse para hacer frente a las condiciones actuales y poder defenderse de las agresiones externas e internas que nuestro mundo actual nos presenta día a día. Así se desarrollan respuestas nuevas del sistema inmunitario como "no sabe, no contesta", o ataques contra el propio organismo, desatándose así todo el abanico de enfermedades autoinmunes y degenerativas.

Ese es el gran esfuerzo que hace todo nuestro sistema para pasar de un estado de supervivencia evolutiva, al de mantenimiento de la vida, a causa de esta elongación de nuestra existencia.

Aún y así, nuestro sistema inmune tiene los mecanismos necesarios para adaptarse, y ello nos ha hecho perpetuarnos como especie en este planeta por todo su territorio. Pero toda esta lógica, pierde estabilidad cuando interfieren la calidad de las condiciones en las que vivimos nuestra supervivencia, que no son precisamente las más óptimas.

Una de las cuestiones más importantes a las que nuestra salud se tiene que enfrentar es a su propia naturaleza, y es que según la OMS (Organización Mundial de la Salud) la Salud es "un estado completo de bienestar físico, mental y social y no sólo la ausencia de afecciones y enfermedades". Este compendio de condiciones hace que nuestra salud no sea precisamente uno de nuestros puntos fuertes, ya que ese estado completo es difícil de conseguir en nuestra sociedad actual.

Quizás sí sería posible habitando un lugar utópico, con responsabilidades sencillas y relaciones extraordinarias, estados emocionales sanos, mentes despiertas, ágiles y relajadas,... pero en la realidad más habitual de la gran mayoría de los seres humanos nos encontramos con unas condiciones bien distintas.

Con esta definición nos debemos quitar el sombrero ante nuevas investigaciones en el nuevo e interesante campo de la psico-neuro-endocrino-inmunología, que reafirma la integración holística del ser humano para su salud, es decir, que la mejor manera de observar la salud del ser humano, es a través de una visión holística, completa, y no fragmentada por zonas. Así, sanar es regresar a nuestro estado de integridad.

La alimentación

Pensamos en uno de los puntos más críticos; la alimentación. Hipócrates, el padre de la medicina, nos decía *"Que la medicina sea tu alimentación, y que tu alimentación sea tu medicina"* y muchas veces dejamos está gran verdad como algo secundario a nuestro quehacer diario. Si observamos la gran mayoría de los alimentos que tomamos veremos que han sido procesados, desvitalizados, y en muchas ocasiones mezclados con sustancias artificiales, colorantes, químicos, etc,... que los hacen más apetitosos y agradables al paladar, lo cual garantiza mejores ventas del producto y por lo tanto mayores beneficios para el productor, pero no así para el consumidor que, la mayoría de veces, no sabe que le está suministrando realmente a su cuerpo. El consumo de los alimentos aumenta, estimulando un no siempre correcto catabolismo, y el volumen de nuestros cuerpos también crece. Es decir que, la mayoría de veces comemos mucha cantidad y muy poca calidad.

Resulta aberrante la afirmación tan actual y tan gráfica de que medio mundo se muere de hambre, mientras el otro medio trata de perder peso a toda costa. Aún no sabiendo si las cifras son exactamente la mitad, lo cual no mejoraría el concepto en cuestión, esta situación resulta, cuando menos, alarmante y digna de tomar conciencia sobre el cómo nos alimentamos. Como dice un antiguo proverbio Tibetano "Las personas suelen morir por dos causas: de hambre o de glotonería".

Hay grandes enemigos ocultos en la alimentación como las harinas refinadas. Para dar un aspecto más atractivo, durante el proceso de refinación o de tratamiento térmico, se elimina de los alimentos la información biológica, lo que es el equilibrado contenido de los componentes químicos que tienen por naturaleza, la cual han recibido del sol, del agua y de la tierra.

Por ejemplo, para obtener el azúcar blanco de la remolacha, hay que refinarlo, cristalizarlo y filtrarlo, y para conseguir su color blanco hay que tratarlo con cloruro de calcio, todo un veneno para nuestro cuerpo. El organismo recibe ese producto, la sacarosa, que carece de vitaminas, sales minerales y sustancias biológicamente activas, y para poder absorberlo, el organismo tiene que forzarse para añadir otras sustancias, así que recurre a sus propias reservas; absorbe de los dientes el calcio, de la sangre el hierro, etc... Los datos científicos han demostrado como el consumo excesivo de azúcar refinado provoca atrofia de los vasos sanguíneos y las mutaciones o degeneración de las células, lo que a largo término puede producir enfermedades cancerosas, ya que el sistema inmunitario no da a basto en su tarea de fagocitar tal número de células anómalas.

Cosas parecidas ocurren con la leche, las carnes, las harinas, levaduras, etc... pero de este tema de los hábitos alimenticios podríamos hablar en un espacio especialmente dedicado a los cuidados de la alimentación para la salud.

A esto le debemos sumar la gran deficiencia de nutrientes que padecen muchas de las verduras, cereales, frutas y hortalizas que comemos, con la tranquilidad de pensar que estamos comiendo sano y cuidando nuestro cuerpo, pero el resultado es una falta de vitaminas o minerales a causa de estas deficiencias.

Por supuesto, hay alternativas de cultivo biológico que, en principio, nos garantizan que un tomate sea realmente un tomate, pero en la realidad, hoy en día, este cuidado alimenticio pertenece aún a una minoría consciente de su salud que, muy probablemente, seguirá siéndolo por los elevados costes de una producción tan artesanal, si no aplicamos nuevos paradigmas de distribución a estos maravillosos productos.

Con estas condiciones alimentarias, también se deteriora de manera gradual la capacidad de reparar el organismo hasta que, en un punto crítico, esta capacidad puede disminuir drásticamente o incluso desaparecer. De este modo, el cuerpo humano se está deteriorando de una manera gradual y por eso nos sentimos aparentemente bien aunque nuestro interior esté activando la alerta.

Cuando nuestra nutrición no es adecuada, los sistemas de nuestro cuerpo no pueden cumplir adecuadamente con sus funciones. Las vitaminas, los minerales, las enzimas, no trabajan adecuadamente ni en la cantidad suficiente y eso lastima el trabajo de todo el conjunto del cuerpo. Y sobretodo, el Intestino grueso acumula restos fermentados de alimentos inapropiados que intoxican nuestro torrente sanguíneo.

En este punto debemos tomar especial atención, ya que si nuestro intestino no funciona bien, todo el organismo se resiente. Nuestra flora intestinal se deteriora y se vuelve permeable, dejando paso al torrente sanguíneo sustancias nocivas o inocentes que provocan la activación de anticuerpos contra ellas.

En este punto tenemos un sistema que va a ser el gran dagnificado; el sistema inmunitario. Un sistema que, como apuntaba unas líneas más arriba, se encuentra en una situación de adaptación constante al medio, cuando rendir al 100% es toda una odisea.

Las infecciones

A pesar de esta postura inicial de debilidad, el sistema inmunitario demuestra ser un portento de fuerza y resolución al enfrentarse con éxito a un batallón microbiano impresionante de bacterias, virus, hongos y parásitos. Con todo, el sistema es capaz de reconocer agresiones externas de patógenos invasores, puede reaccionar y contraatacar al enemigo, y además activa todo su mecanismo de recuerdo con anticuerpos preparados para futuras invasiones.

Recuerdo en una conferencia en Orlando, Florida, que el Dr. Calvin McCausland, director científico del laboratorio *4Life Research*, y el Dr. Richard Bennet, Inmunólogo especializado en enfermedades infecciosas, presentaron la batalla escenificada de una respuesta inmunitaria en un video épico dónde una célula del sistema de defensas engullía literalmente al patógeno invasor después de una larga persecución llena de emoción. Tras la captura victoriosa del macrófago, el público presente rompió en aplausos por tal hazaña, como si el laboratorio hubiera conseguido crear una herramienta bélica sin igual para aniquilar aquel enemigo con algún método ultra novedoso y complicadísimo. Los científicos se miraron sorprendidos por la respuesta del público y aclararon sorprendidos : -¡No, no! ¡esto es normal, aún no hemos mostrado nada de lo que hemos descubierto! ¡Su sistema de defensas tiene esta maravillosa respuesta de una forma habitual, natural y automática!- Y es que el sistema inmunitario se merece un aplauso, ¿no creen?

Todo el mecanismo inmunitario se ve a menudo maltratado por soluciones poco adecuadas o desmedidas. Me explico: Una persona empieza a padecer fiebre, y lo primero que hacemos es aplicar antitérmicos para evitar el problema. Pero ¿cual es el problema? ¿A caso el problema es la fiebre? No, el problema es el causante de la fiebre. La fiebre, por su lado, es la respuesta inespecífica adecuada del sistema inmunitario para hacer frente al problema. Por lo tanto ¿por qué combatir la fiebre?

En este punto, evidentemente, aclaremos que la fiebre debe combatirse si es excesiva en duración e intensidad. Pero la tendencia habitual es cortarla cuanto antes, mucho antes de lo necesario, y de esa manera no dejamos que el sistema actúe y cumpla con su función principal, ya que la mayoría de microbios van a ser fácilmente abatibles aumentando la temperatura de su medio.

Además, y para acabar de frenar las respuestas naturales del cuerpo, el tratamiento habitual que se aplica es el de la administración de antibióticos, que en nuestros días ya están mostrando el resultado de su abuso. Si bien los antibióticos están disponibles para ayudar a destruir los patógenos que invaden el organismo, éstos sólo son eficaces en el tratamiento contra infecciones bacterianas y no tienen ningún impacto en las infecciones virales. Tenemos que sumarle, a todos estos daños colaterales, la destrucción de la flora intestinal, lo que provoca una destrucción de la primera barrera de defensas del organismo. Por esa cuestión, siempre que una persona ha tomado un tratamiento con antibióticos, los profesionales de la salud natural le recomendamos automáticamente probióticos para que reforeste el tracto intestinal. Hay que aclarar que los millones de bifidobacterias que suministran los productos probióticos no se depositan en el intestino, es más, solo una pequeñísima parte sobrevive a las condiciones del tracto digestivo, pero su paso por él estimula la proliferación de toda la flora intestinal natural, así como los fructooligosacáridos también son una recomendación habitual en estos casos.

Desde los años 40, los científicos saben que cuanto más se use un antibiótico, con mayor rapidez se vuelve inútil para su función. Si bien la mayoría de las bacterias expuestas al fármaco mueren, las más aptas sobreviven por selección natural y pasan así los rasgos de supervivencia y resistencia a su descendencia. Así, con el uso continuo del antibiótico, los resistentes proliferan. Pero además, las últimas observaciones concluyen que a las bacterias que se han vuelto resistentes a un antibiótico les resulta mucho más fácil desarrollar resistencia a otros antibióticos, lo cual las convierte en bacterias prácticamente imbatibles.

El sistema diseñado para defendernos está fallando y muchas bacterias han conseguido resistirse a la acción de los agentes antimicrobianos, los antibióticos, y han pasado a convertirse en un problema universal. En este momento, quince microorganismos que antes se combatían fácilmente (Staph, Streptococci, F.coli, Enterococci, Enteric Bacilli, H influenzae, N.Gonorrhoeae, N. Meningitidis, M. Tuberculosis, Pneumococcus, Plasmodium, Candida Albicans, Tricomonas, Shigella, Pscudomonas) ahora son parcial o totalmente resistentes a tratamientos. Un reciente brote de Tuberculosis ha vuelto a encender la alarma sobre la dificultad de controlar al *Mycobacterium tuberculosis*. La organización mundial de la salud, predice que mil millones, una en cada nueve personas en el mundo, va a padecer tuberculosis en el año dos mil veinte.

En algunas zonas de África se descubrió que hay ciertas infecciones con un 100% de resistencia a antibióticos de uso común como la tetraciclina, el cloranfenicol y el cotrimoxazol.

En una encuesta realizada en 1989 en 55 hospitales griegos se mostró que más de un 50% de algunas cepas bacterianas ya habían desarrollado una resistencia a los más recientes agentes microbianos introducidos a partir de 1985.

El Dr. Gary Wilson cuestiona: "¿Comprendemos realmente que a la medicina se le está acabando su arsenal antibiótico? Existe un grave, muy grave problema con las enfermedades transmitidas en los hospitales que antes solían ser controladas".

Es cierto que la introducción de los antibióticos marcó una nueva era en el tratamiento de las enfermedades infecciosas incuestionable e imprescindible, y que ha salvado millones de vidas. Pero con el paso del tiempo, las respuestas evolutivas a la presión selectiva de los medicamentos han provocado microorganismos resistentes a, prácticamente, todo antibiótico conocido.

Este es el campo que tenemos en este momento, en el que la medicina ha agotado su arsenal antimicrobiano, y nuevas alternativas se hacen imprescindibles para mantener nuestro estado de salud en equilibrio.

Mientras tanto, la alarma ante cualquier indicio de agresión externa es extrema, y la OMS está con el radar encendido para detectar un inminente brote de gripe de algún virus desafiante, al que le ha dado por mutar, y que puede crear una gran pandemia. Y así los aeropuertos son lugares donde la guerra, que se debate dentro de nuestro cuerpo, se puede ver físicamente en todo el personal que se protege fuertemente y con gran seguridad con unos simples guantes de látex y mascarillas de papel, ante cualquier ataque bacteriológico accidental o intencionado.

¿Podemos protegernos realmente de algún modo? ¿Debemos protegernos desde fuera o desde dentro? ¿De qué debo protegerme? ... Todas estás respuestas, esta información, pertenecen al sistema inmunitario.

La contaminación

Pero no toda la agresión externa proviene de agentes infecciosos. Un gran enemigo para el buen funcionamiento del organismo es cualquier tipo de contaminación. Tanto por poluciones como por radiaciones electromagnéticas.

Mientras aún no hemos sido capaces de acabar con la contaminación por combustibles fósiles y las energías alternativas renovables encuentran aún demasiados escollos técnicos, sociopolíticos y económicos, nos atropelló la contaminación química, y nos atropella la contaminación nuclear radioactiva de la que no tenemos ni la más remota idea de cómo deshacernos de sus residuos. Pero además nos estamos enfrentando, aún en silencio, contra otra contaminación que tiene un componente expansivo impresionante; las radiaciones electromagnéticas.

Respiramos plomo, bebemos cloro, tomamos mercurio, nos aplicamos aluminio,...

En un estudio reciente de la Universidad de Harvard, han demostrado el terrible efecto destructivo de las ondas de un teléfono móvil en cerebros en fase de formación. Esto debería servir para que los papas que disfrutamos de ver como nuestros hijos nos copian hablando por teléfono móvil, los retiremos inmediatamente de sus pequeñas cabecitas y sustituyamos nuestros modernos teléfonos móviles de última generación por los antiguos, cableados e "inofensivos" teléfonos de toda la vida.

Así que nuestro sistema inmunitario tendrá un enemigo más al que enfrentarse para eliminar células cancerosas cerebrales, un terreno extremadamente complejo, la neurología, que probablemente se haga demasiado gigantesco incluso para los mayores expertos del mundo.

Así, nuestro entorno nos presenta un gran abanico de posibilidades para ser agredidos. Nuestro sistema inmunitario debe estar siempre alerta para evitar la agresión de cualquier agente patógeno externo, con lo cual el ejército de defensa mantiene su vigilancia desde las murallas de su fortaleza, para prevenir la entrada del enemigo.

El estrés

El problema, que cada vez se está haciendo más presente, es que muchas veces encontramos que el enemigo no se encuentra en el exterior de las murallas, sino en el interior.

Y uno de los peores enemigos internos es nuestro propio sistema nervioso. ¿Ha oído hablar alguna vez de una cosa que se llama estrés? ¿No? Bueno, quizás usted viva en un lugar donde aún no ha llegado este problema (un paraíso, seguro), o tiene usted un control mental y emocional digno de un maestro zen.

Pero en la mayoría de nuestro planeta, el estrés se ha convertido en una condición que, por habitual, se ha dado a concebir como normal, aunque todos nos quejamos de ello.

El estrés, esa alteración del sistema nervioso que nos ansía y nos mantiene en un estado continuo de irritabilidad, es uno de los principales problemas para mantener un sistema inmunitario equilibrado. Esa sensación de no controlar nuestras vidas, de depender de algo que no podemos contener o sostener, esa incertidumbre constante de no saber qué va a pasar, trastorna al ser humano y hace mella en su salud.

El experimento de *Seligman* demostró el efecto de esta pérdida de control sobre la vida en la salud del sistema inmunitario a través del siguiente experimento.

Colocando a cinco ratones en distintos cubículos, se les sometía a todos a una descarga eléctrica de manera aleatoria. Esto hacía que la descarga fuera totalmente impredecible para los ratones. Sólo uno de ellos tenía en su cubículo una palanca. Esta palanca, movida con acierto, desconectaba la descarga eléctrica de todos los demás ratones. Así, la única diferencia entre los ratones era que uno de ellos tenía una palanca y, a veces, le daba la sensación de que, de alguna manera, controlaba la situación y podía evitar la descarga.

Al final del experimento, todos los ratones habían recibido el mismo número de descargas y de la misma intensidad.

A las seis semanas, el sistema inmunitario de cuatro de los cinco ratones se había desmoronado; su sistema emocional estaba exhausto y la depresión acabó con sus vidas. Sin embargo, el ratón que disponía de la palanca y que, ocasionalmente podía tener la sensación de ejercer algún tipo de control sobre la descarga que recibía él y sus compañeros de cautiverio murió igual que los demás, pero muchos meses después.

El papel de las emociones y la mente es tan importante a la hora de fortalecer o debilitar el sistema inmunitario que cada vez son más los investigadores que reconocen el lugar que tienen las emociones en la medicina. El Dr. Camran Nezhat, de la Universidad de Standford dice: "Si alguien que debe someterse a una operación me dice que ese día siente pánico y no quiere pasar por ella, cancelo la intervención. Cualquier cirujano sabe que las personas que están muy asustadas tienen mayor probabilidad de problemas durante la operación, más complicaciones postoperatorias como hemorragias abundantes, infecciones, mayor tiempo de recuperación, etc. Es mucho mejor si están serenas". Y es que el sistema nervioso, no solo se conecta con el sistema inmunitario sino que, resulta esencial para su función adecuada.

El estrés anula la resistencia inmunológica. El estrés debilita el sistema inmunitario a todos los niveles y el plano emocional viene relacionado inevitablemente con el sistema hormonal que va a ser la base química de las funciones de nuestro cuerpo. Al ser humano y a todos los homínidos, a diferencia de otros animales, les basta tan sólo con imaginar que lo van a pasar mal para que realmente lo pasen mal y así desencadenan idénticos impactos a los provocados por una amenaza real. Cuando pensamos que no vamos a llegar a fin de mes, que quizás me pueda contagiar y ponerme enfermo, que el trabajo está muy flojo y me pueden despedir, que a un ser querido le puede ocurrir algo grave, que me va a pasar algo negativo,... lo que sea que pensemos, crea un flujo hormonal responsable del estrés, aún y no habiendo razón alguna para estresarse. El hecho es que padecemos la situación aunque realmente no haya sucedido, como si realmente estuviera sucediendo.

Además, según estudios recientes, se ha descubierto que situaciones repetidas de estrés pueden lesionar la región cerebral del hipocampo, que tiene una implicación especial en los procesos de la memoria y el aprendizaje. Un tipo de hormona segregada por la corteza suprarrenal en períodos de estrés, los glucocorticoides, son factores decisivos de este proceso tóxico.

¿Qué peor enemigo que uno mismo? Toda este información me trae a la memoria la frase célebre de Thomas Hobbes "*Homo homini lupus*" (El hombre es un lobo para el hombre).

Cabe decir que el estrés no es algo nuevo ni exclusivo de nuestra generación. De hecho, el estrés ha existido siempre y muchas veces en mayor intensidad que en nuestros días. Imaginen a un hombre de la edad de piedra luchando por conseguir algo de alimento, enfrentándose a animales salvajes, temiendo constantemente por su vida, en medio de un mundo que desconoce y que lo sorprende constantemente... ¡Eso es estrés! Pero nosotros hemos llevado el estrés a nuestras preocupaciones más imaginarias y, muchas veces, menos reales, incluso menos importantes, sin que el daño que causan sea menor.

Sea como sea la realidad, nuestro estrés personal debilita el correcto funcionamiento del sistema inmunitario ya sea por excesiva tensión o por desgaste energético y bioquímico.

Todas los cosas que sentimos y pensamos las personas son el resultado de complejos procesos neuro-bioquímicos. Este hecho hace que los procesos emocionales, así como los cognitivos, pueden explicarse por la actividad de hormonas y neuronas. Esa es la razón por la cual se está viviendo este auge de la nueva medicina del comportamiento.

La psicología tiene la oportunidad en estos momentos de desbloquear los frenos del avance terapéutico.

Las células tumorales

Y hablando de uno mismo, de nuestro propio cuerpo como enemigo, hablemos de nuestras propias células. Cien billones de células ordenadas perfectamente, cada una en su sitio correcto y con su función especial determinada que de repente pueden desordenarse por múltiples razones; radiaciones, mutaciones genéticas, disfunciones nutricionales, afectaciones hormonales, o incluso desordenes bioenergéticos.

El problema aparece cuando un grupo de células adoptan un comportamiento independiente y empieza a tener un componente de crecimiento desmedido y anormal. Este crecimiento desmedido de células tumorales tiene la curiosa propiedad de proliferar y extenderse teniendo más capacidad de reproducirse que de morir. Y esto tiene mucho que ver con el sistema inmunitario, ya que no es capaz de frenar ese crecimiento. No sabe o no puede luchar contra esas células enemigas que invaden espacios que no les son propios, comprimiendo y/o comprometiendo otros órganos. Los procesos catabólicos no responden suficientemente bien.

La relación entre el cáncer y el sistema inmunitario se descubrió en 1890, aún desconociendo sus mecanismos de funcionamiento complejos. En ese año William B. Coley, un médico de Nueva York, presenció la desaparición de tumores malignos en pacientes que habían contraído infecciones estreptocócicas agudas. Sospechando que la respuesta del sistema inmunitario a la infección bacteriana era la responsable de la regresión de las células tumorales ideó un tratamiento inyectando estreptococos vivos en un paciente de cáncer para poder observar los resultados. Después de tres cultivos bacterianos, el cuarto produjo la desaparición del tumor. Coley desarrolló una mezcla de bacterias muertas conocida como "las toxinas de Coley" para tratar enfermos de cáncer, con resultados de éxito desigual, lo que hizo que el método cayera en el olvido por su imprevisibilidad. Pero lo más importante es que el sistema inmunitario tenía mucho que ver con el proceso de desarrollo del tumor.

Paúl Ehrlich, un científico que en 1909 afirmo que la incidencia del cáncer sería mucho mayor si no fuera por la vigilancia del sistema inmunitario, fue apoyado y reiterado en los 60 por otros dos científicos, Lewis Thomas y Frank McFarlane Burnet. Ellos afirmaron que un tipo de célula inmunitaria, "la célula T", era el centro de la respuesta del sistema inmunitario contra el cáncer. De esa investigación nació la expresión de "vigilancia inmune" para ilustrar la actitud permanente del sistema inmunitario contra las células cancerosas. Esta afirmación fue confirmada en el 2001 a través de un estudio de Robert D. Schreiber&Cols. en la *Washington University School of Medicine* de St. Louis en colaboración con Lloyd J. Old, médico del *Ludwig Institute for Cancer Research* y del *Memorial Sloan-Kettering Cancer Center* de Nueva York, en la que citan textualmente: "IFN-gamma y los linfocitos previenen el desarrollo del tumor primario y configuran la inmunogenicidad del tumor".

Esta evidencia experimental demostró sin lugar a dudas que el sistema inmunitario impide que se desarrollen los tumores e, incluso a menudo, que aparezcan. Y aún más estudios descubren nuevas implicaciones importantísimas en la relación del sistema de defensas con el cáncer.

El Dr. Joan Massagué, uno de los mayores expertos en metástasis del cáncer, afirma que un sistema inmunitario deprimido puede favorecer la aparición del cáncer. Y es que los estudios más recientes sobre los procesos tumorales nos aclaran ideas sobre su desarrollo normal. A la luz de nuevos descubrimientos sabemos ahora que todos producimos crecimientos de células anómalas, procesos tumorales en mayor o menor medida, y es a razón de la fortaleza o debilidad de nuestro sistema inmunitario que llegamos a vencerlo sin enterarnos de lo acontecido o lo desarrollamos en toda su furia.

Dentro del campo experimental de la Inmunoterapia, hay muchos científicos estudiando cómo lograr la inmunización de pacientes con material diseñado para provocar respuestas capaces de eliminar o retardar el crecimiento tumoral. Se están realizando estudios con antígenos tumorales para activar respuestas inmunitarias contra éstos a modo de vacuna. Primero se expone el antígeno tumoral. Después las células T pueden identificar los genes que codifican la formación de las cadenas peptídicas en la superficie celular de los tumores y así el sistema de defensas ya puede activar la respuesta inmune contra ciertos antígenos a los que ya ha sido expuesto anteriormente. Cual vacuna, la administración de proteínas y péptidos tumorales podría mejorar la eficacia del sistema inmunitario contra los procesos tumorales.

La importancia de los factores de transferencia, como explicaré más adelante, nace de que no será necesario la exposición previa a un antígeno para desarrollar una respuesta específica hacia él. Y eso es realmente un avance para la inmunoterapia.

Pero no solo es importante entender las debilidades del sistema inmunitario, sino que cada vez se hace más latente que nuestro ejército de defensas se está enfrentando a sus propios problemas, sus disfunciones y sus limitaciones, físicas, químicas y psicológicas.

Las alergias

Cuando el sistema inmunitario pierde su capacidad de reconocimiento natural el caos empieza a reinar sobre el equilibrio de la salud de todos los sistemas del cuerpo. Como veremos mas detalladamente en la explicación de las funciones del sistema inmunitario, éste debe saber reconocer lo propio, conocido y/o inofensivo de lo ajeno, extraño y/o dañino.

Y en ese problema nos encontramos con que los alergólogos nos alertan urgentemente sobre la gran cantidad de alérgicos que vamos a tener en nuestra población donde en estos momentos, y sólo en los Estados Unidos de América, el 40% de la población es alérgica, y 3 millones de niños presentan intolerancia a la comida. ¿Alérgicos a la comida? ¡Habrase visto semejante aberración inmunológica!

Y las expectativas son realmente alarmantes. Si al inicio de la década de los 80 se calculaba que un 12% de la población padecía algún tipo de alergia (respiratoria, a alimentos, a fármacos, a abejas o avispas, o a cualquier objeto susceptible de causar urticaria), ahora esa predicción afecta al 30% de los españoles y se prevé que en el 2025 alcanzará hasta un 50%.

Existen varias hipótesis para explicar que a medida que los países mejoran en civilización, aumentan las alergias, y esto no se debe a un cambio genético de toda la población porque no ha pasado el tiempo suficiente que lo justifique.

La primera explicación posible propone que el desarrollo industrial da lugar a más alergias, puesto que hay más reacciones respiratorias y alimentarias en ambientes urbanos avanzados que en zonas rurales o subdesarrolladas, sin hablar del impacto de estas sociedades en los planos de estrés emocional y mental.

Sin embargo, otra explicación muy plausible, es la hipótesis alérgica de la higiene. Ésta afirma que en occidente estamos excesivamente protegidos ante todo tipo de microorganismos contagiosos. ¿Qué hacemos cuando el chupete de un bebé se cae al suelo? Una mamá preocupada por la salud de su recién nacido nos podría aconsejar ponerlo durante varios minutos (incluso horas) en un esterilizador por si acaso se ha contaminado de microbios en el suelo (el mismo suelo que ha fregado con el nuevo detergente que asegura eliminar el 99'99% de las bacterias y agentes infecciosos). Si tenemos estornudos y tosemos más de lo normal nos tomamos antibióticos. Nos vacunamos contra todo lo posible, por si acaso. Todo pretende ser aséptico. Y esa cultura nos crea una falta de estímulos para la reacción normal del sistema inmunitario. Esa falta de estímulos puede hacer que el sistema de defensas responda sin control contra cualquier estímulo extraño. Así un exceso de higiene puede ser la causa de que el sistema inmunitario no madure adecuadamente y provoque síntomas alérgicos. Esta hipótesis se apoya en el hecho de que los niños que viven en un ambiente rural y en granjas, tocando animales y paja, jugando con las cosas del suelo, con las manos siempre sucias, padecen muchas menos reacciones alérgicas que los que viven en la ciudad.

Las enfermedades autoinmunes

Pero en ese no-reconocimiento también aparece el de las células propias, y aquí nos encontramos ante un grupo de patologías realmente preocupante y fuera de control; las enfermedades autoinmunes que superan ya el 5% de la población mundial (estudiada).

Estas son enfermedades en las que el propio sistema inmunitario está agrediendo a las células del propio cuerpo y aquí aparecen las condiciones reumáticas, artríticas, enfermedades degenerativas, fibromialgia, psoriasis, dermatitis atópica, lupus, diabetes, Alzheimer, esclerosis múltiple,... Más de 60 patologías reconocidas hasta el momento.

Esta situación de ataque desde dentro hacia uno mismo es el colmo del desequilibrio del sistema inmunitario, el cual debería defendernos de cualquier agresión y, en lugar de eso, nos ataca como si fuéramos el enemigo a destruir.... y lo peor es que el sistema inmunitario es muy hábil en esa tarea de destruir al enemigo.

Este es un campo de estudio y actuación fascinante porque ya no se trata de un sistema inmunitario débil o excesivamente agresivo, sino que estamos hablando de un sistema que ha perdido la capacidad de reconocer y discriminar lo propio de lo extraño. Un sistema que, para que todo el mundo lo entienda, se ha vuelto completamente loco.

Estas enfermedades representan todo un reto para la terapéutica, a la vez que un gran negocio para la industria comercial farmacéutica orientada a mitigar los síntomas consecuentes que, claro, pueden ser interminables. Lo más grave de estas enfermedades físicas es que su máxima causa es de origen mental y/o emocional, y eso agrava la situación ya que el estrés, como hemos mencionado anteriormente, no ayuda en la labor de reparar el sistema inmunitario; más bien al contrario.

No entienda el lector que este grupo de patologías, por su origen mental y emocional, es una invención mental del enfermo. Nada más lejos de la realidad. Lo que sucede es que la influencia de estos campos, la actitud mental, la situación emocional, es muy determinante en el proceso, intensidad y sostén de estas patologías. El cuerpo físico, al final, viene siendo un chivato de la verdadera causa interior del problema, y no el problema en sí.

El Dr. Robert Ader, considerado el padre de la "PNEI" (Psico-neuro-endocrino-inmunología), demostró científicamente, a través de su experimento de estudio "Behaviorally Conditioned Inmunosuppression", la posibilidad de condicionar el sistema inmunitario. Esto llevó a la investigación de maneras en las que el sistema nervioso central y el sistema inmunitario están en comunicación, los caminos biológicos que hacen que las emociones, la mente y el cuerpo estén íntimamente relacionados.

El Dr. David Felten detectó un punto de encuentro donde el sistema nervioso autónomo se comunica directamente con los linfocitos y los macrófagos, y en la observación a través del microscopio electrónico, de gran precisión, descubrió contactos parecidos a sinapsis, en los que las terminales nerviosas del sistema autónomo se apoyan directamente en las células inmunitarias.

Así, siendo el sistema nervioso un arma de doble filo que nos puede reforzar o debilitar el sistema inmunitario, llegamos a nuevas maneras de plantear la responsabilidad de nuestra salud y de nuestra enfermedad en términos más personales. Un gran reto para nuestra sociedad y nuestro cuerpo sanitario.

Los cambios geopolíticos, los procesos migratorios, la disminución de la calidad del agua, la facilidad para realizar viajes internacionales con controles sanitarios apenas protocolarios, el envejecimiento de la población cada vez más longeva, el abuso de antibióticos y otros fármacos, el estrés continuo de la mayor parte de la población,... son factores cotidianos que están mermando nuestra capacidad de defendernos ante cualquier tipo de agresión.

Y la preocupación por la supervivencia del ser humano cada vez se vincula más a su sistema inmunitario que al cuerpo físico más externo. Por ejemplo, cada vez se teme más por un ataque militar químico o bacteriológico que por una guerra de bombas y balas. Cada vez tememos más la invasión de un virus de la gripe mutante que por la invasión del ejército del país vecino. Cada vez tememos más a padecer una enfermedad y sufrir sus molestas o dolorosas consecuencias que a la misma muerte.

¿Será importante que nuestro sistema inmunitario esté en las mejores condiciones posibles?

<u>Capítulo 2 – El sistema inmunitario</u>

En todas las conferencias que imparto cuento con un público muy variado en niveles de conocimiento sobre la salud. Cuando tratas con un abanico tan multicolor, puedes estar hablando a la vez para un doctor en medicina especialista en inmunología y a personas que hasta ese momento no sabían ni tan siquiera que tenían un sistema inmunitario. Y eso me ha obligado a tener que explicar de una manera sencilla cómo funciona el sistema inmunitario, evitando caer en explicaciones demasiado reduccionistas, para así poder exponer el concepto del factor de transferencia de manera que todo el mundo pueda satisfacer su curiosidad sobre el tema.

No siempre es fácil, como comprenderá el lector, pero en este libro voy a repetir la fórmula y me gustaría explicar algunas bases sobre el sistema inmunitario y su funcionamiento. Vamos allá.

El sistema inmunitario está conformado por más de un billón de células que alcanzan a pesar un total aproximado de 1 Kg. y que tienen una media de vida aproximada de tres meses.

La función del sistema inmunológico es mantener los microorganismos infecciosos como determinadas bacterias, virus y hongos, fuera de nuestro cuerpo, y destruir cualquier microorganismo infeccioso, órganos o tejidos transplantados de otro individuo, o hasta células tumorales que se hagan un hueco en nuestro organismo. Este sistema está formado por una red compleja y vital de células y órganos que protegen al cuerpo de las infecciones.

Básicamente, la función más importante del sistema inmunitario es la protección contra enfermedades infecciosas. Nuestro cuerpo está en una alerta constante por una gran variedad de microorganismos infecciosos como bacterias, virus y hongos. Estos microorganismos pueden acarrearnos un abanico muy amplio de infecciones, algunas relativamente comunes y habitualmente no muy serias y otras menos comunes y más preocupantes. No es lo mismo una gripe que se presenta de manera habitual provocada por una gran variedad de virus respiratorios que virus más esporádicos como los que provocan problemas en el hígado, como puede ser la hepatitis, o infecciones en el sistema nervioso, como en el caso de la encefalitis. Las infecciones más comunes provocadas por bacterias son, entre otras, el Estreptococo en la garganta, infecciones de la piel e infecciones del oído que desembocan en otitis. En otras ocasiones menos frecuentes encontramos infecciones muy serias y alarmantes cuando una bacteria afecta la cubierta del cerebro creando una meningitis o cuando afecta los huesos provocando una osteomielitis.

Cualquiera que sea el tipo de infección más preocupante o menos seria, ya sea en la garganta, en la piel o en el cerebro, el sistema inmunológico siempre es el responsable de defendernos contra el enemigo invasor, limitar el área afectada y, por último, brindar la recuperación necesaria para restablecer el equilibrio. Un sistema inmunitario en desequilibrio, con una función anormal, no puede eliminar los microorganismos, y de ese modo permite que la infección se pueda expander y pueda causar incluso la muerte del individuo.

Veamos ahora la parte física del sistema inmunitario y su funcionamiento. A los órganos que forman parte del sistema inmunológico se les llama órganos linfoides, los cuales afectan el crecimiento, el desarrollo y la liberación de linfocitos (un tipo de glóbulos blancos que combaten infecciones y que son vitales para el funcionamiento de un sistema inmunitario eficaz).

Los vasos sanguíneos y los vasos linfáticos son partes importantes de los órganos linfoides debido a que son los encargados de transportar los linfocitos hacia cualquier punto, desde diferentes áreas del cuerpo. Cada órgano linfoide desempeña un papel en la producción y activación de los linfocitos.

Los órganos linfoides incluyen:
- Las adenoides (dos glándulas que se encuentran en la parte posterior del pasaje nasal).
- Los vasos sanguíneos (las arterias, las venas y los capilares a través de los cuales fluye la sangre).
- La médula ósea (tejido suave y esponjoso que se encuentra en las cavidades óseas).
- Los nódulos linfáticos (pequeños órganos que se encuentran en todo el cuerpo y se conectan mediante los vasos linfáticos).

- Los vasos linfáticos (una red de canales que se extiende a través de todo el cuerpo y que transportan los linfocitos a los órganos linfoides y al torrente sanguíneo).
- Las placas de Peyer (tejido linfoide en el intestino delgado).
- El bazo (órgano del tamaño de un puño, que se encuentra en la cavidad abdominal).
- El timo (dos lóbulos que se unen en frente de la tráquea, detrás del esternón).
- Las amígdalas palatinas (dos masas ovales en la parte posterior de la garganta).

La producción de todas las células sanguíneas, incluso las células inmunitarias como los linfocitos, se realiza en la médula ósea. Algunas de estas células acabarán siendo parte del grupo de los linfocitos mientras que otras serán parte de otro tipo de células inmunitarias denominadas fagocitos. Una parte de los linfocitos, tras su proceso de formación, continuarán su proceso de maduración en la médula ósea y se convertirán en células B. Otros linfocitos continuarán su proceso de maduración en el timo y se transformarán en células T. Expliquemos esto más detalladamente.

Los linfocitos B y los linfocitos T son los dos grupos principales de linfocitos que atacan a los microorganismos infecciosos. Las células B producen anticuerpos específicos contra microorganismos infecciosos mientras que las células T por su lado destruyen los microorganismos infecciosos por medio de la eliminación de las células del cuerpo que están afectadas. Veamos los linfocitos B y T por separado.

Cuando las células B se estimulan por un material extraño, un antígeno, responden madurando en otros tipos de células llamadas células plasmáticas que producen anticuerpos. Los anticuerpos se esparcen por el fluido sanguíneo, en las secreciones respiratorias, lágrimas, secreciones digestivas intestinales e incluso en la saliva. Estos anticuerpos son moléculas de proteína altamente especializadas a las que denominamos inmunoglobulinas. Lo más impresionante es que hay anticuerpos con diseños específicos para cada antígeno. Así, hay anticuerpos que encajan con el virus de las paperas, o la bacteria de la difteria, o con cualquier otro agente patógeno. Esta variedad de anticuerpos moleculares es tan extensa que las células B tienen la habilidad de producirlos contra prácticamente todos los microorganismos del medioambiente del que tiene información.

Cuando los anticuerpos reconocen a un microorganismo extraño inician un acoplamiento físico a éste y provocan una compleja cadena de reacciones para destruir el microorganismo invasor involucrando a otros componentes del sistema inmunitario.

Los anticuerpos pueden variar con respecto a sus funciones especializadas en el cuerpo y este tipo de variación es determinada por la estructura química del anticuerpo y así se determina el tipo de anticuerpo (inmunoglobulina), de los que podemos identificar 5 grandes grupos: Inmunoglobulinas G (IgG), Inmunoglobulinas A (IgA), Inmunoglobulinas M (IgM), Inmunoglobulinas R(IgE) e Inmunoglobulinas D (IgD).

Cada tipo de inmunoglobulina posee características químicas específicas que le brinda unas u otras ventajas. Por ejemplo, los anticuerpos del grupo de IgG pueden viajar del fluido sanguíneo a los tejidos y además se forman en grandes cantidades. Estos anticuerpos son los únicos que tienen la capacidad de cruzar la barrera de protección de la placenta consiguiendo transmitir inmunidad de la madre al pequeño ser.

Por su parte, los anticuerpos IgA se producen cerca de las membranas mucosas y llegan hasta secreciones como las lágrimas, la saliva, mucosa, bilis, donde éstos nos protegen contra infecciones en los intestinos, todo el tubo digestivo y el tracto respiratorio.

Las inmunoglobulinas M son los primeros anticuerpos que se forman para responder a las infecciones y son vitales en el principio de cualquier infección. Los anticuerpos IgE son los encargados de las reacciones alérgicas, y la función especializada de los IgD todavía está siendo desvelada por los científicos.

Al contrario que las células B, los linfocitos T no producen anticuerpos moleculares, sino que atacan directamente antígenos extraños, virus, hongos, tejidos transplantados, y actúan como reguladores del sistema inmunitario.

Cada linfocito T reacciona con un antígeno específico, al igual que lo hace cada anticuerpo, porque tienen moléculas en la superficie que son como anticuerpos de reconocimiento de antígenos.

Hay una gran variedad de linfocitos T que también varían respecto a la aplicación de su función como las inmunoglobulinas. estos son los linfocitos T destructores (Tc), de ayuda (Th) o supresores (Ts) que juegan distintos papeles en el sistema inmunitario.

Los linfocitos T destructores (Tc) destruyen el microorganismo invasor, protegiendo al cuerpo de bacterias y virus que tienen la habilidad de sobrevivir y reproducirse en las células del cuerpo. Éstos también responden a tejidos extraños en el cuerpo como órganos transplantados.

Los linfocitos T de ayuda (Th) sirven de refuerzo a los linfocitos B para producir anticuerpos, provocando una mejor y mayor producción, y ayudan en el ataque de los linfocitos T (Tc) a sustancias extrañas.

Por último, los linfocitos T (Ts) supresores, provocan que los linfocitos T de ayuda (Th) dejen de actuar y así el sistema inmunitario puede relajarse. Si no fuera por éstos el sistema inmunitario seguiría trabajando después de eliminar la infección. Así, junto a los linfocitos T de ayuda (Th)son el termostato que regula la acción de todo el sistema de linfocitos.

Otro tipo de glóbulos blancos son los fagocitos, que devoran las células y las células asesinas naturales o células NK (Natural Killers), células citotóxicas que destruyen al microorganismo infeccioso o las células anómalas.

Estas células se desarrollan en las células madre en la médula ósea y cuando maduran migran especialmente al torrente sanguíneo, bazo, hígado, pulmones y nódulos linfáticos.

Los fagocitos dejan el torrente sanguíneo y se acumulan en los tejidos durante los primeros momentos de la infección y es lo que detectamos como pus. Pero podemos hablar de diferentes tipos de fagocitos. Los Leucocitos Polimorfonucleares (neutrófilos o granulocitos) se van desplazando a los lugares de infección en unos pocos minutos a través del torrente sanguíneo. Durante una infección se puede detectar un aumento de leucocitos en sangre que aporta un diagnóstico claro en un análisis de sangre.

Los monocitos son otro tipo que cubren las paredes de las venas en órganos como el bazo y el hígado para capturar desde ahí los microorganismos que pasan por la sangre. Cuando los monocitos entran en los tejidos cambian su forma y tamaño y se convierten en macrófagos. Una vez allí, con sus nuevas características se pueden "comer" al microorganismo enemigo. Cuanto más cubiertos de anticuerpos están los microorganismos, mucho más fácil resulta la ingestión de éstos. Una cuestión puramente matemática.

Toda esta estrategia militar, explicada a grandes rasgos, es la que permite que nuestro cuerpo se resguarde de los ataques que puedan desequilibrar su salud.

Desequilibrios del sistema

En el momento en el que el sistema inmunitario no funciona adecuadamente todo el cuerpo se desestabiliza. Pero se pueden presentar distintos tipos de disfunción que darán lugar a diferentes trastornos en la salud del individuo.

Las funciones normales del sistema inmunitario son tres:

- RECONOCER

El sistema inmunitario debe reconocer correctamente y, de esta manera, saber diferenciar entre lo propio y lo ajeno. Este es uno de los puntos en los que el sistema inmunitario más flaquea hoy en día.

Un virus es un agente ajeno, extraño, y debe reconocerlo como tal y disparar la alerta, porque si no es así, si no lo reconoce como ajeno y piensa que es propio, no reaccionará contra él y la invasión será fulminante, ya que el virus nos ha colado un gol.

Imaginemos nuestro cuerpo como una fortaleza medieval, donde las células de defensa son guardianes vigilando desde la torre más alta del castillo. El centinela debe saber identificar y reconocer al enemigo ya que de lo contrario la invasión puede ser inminente.

Puede mirar y no reconocer al enemigo pensándose que el que llega es su amigo Juan, y lo deja pasar produciéndose la invasión.

O, por el contrario, puede llegar su amigo Juan a la fortaleza y, como no ve bien, lo confunde con un enemigo y ordena a todo el batallón que dispare contra él. ¡Terrible!

Una célula de la piel es propia y también debe tener claridad en el reconocimiento porque si la identifica incorrectamente como algo ajeno intentará atacarla y en el peor de los casos lo hará. De esta manera aparecen enfermedades autoinmunes.

Como comprenderá el lector, esta capacidad de reconocer al enemigo y diferenciarlo de lo considerado amigo es vital para mantener un equilibrio del sistema inmunitario.

Sin este reconocimiento no podríamos vivir y seríamos fruto de invasiones constantes, continuas reacciones alérgicas o de destrucción por parte de nuestro propio organismo.

- REACCIONAR

Una vez reconocido el problema, el sistema inmunitario debe ponerse manos a la obra y reaccionar en la medida adecuada. Ni demasiado suave, lo que no nos facilitaría luchar contra el invasor y la infección tendría el campo abierto, ni tampoco demasiado fuerte, creando una hiper-reacción excesiva ante una agresión.

Mucho peor sería la situación en la que el reconocimiento no fuera el adecuado y el ataque acabara siendo desmedido, como es el caso de las reacciones alérgicas.

Este sería el caso en el que el centinela identifica como un enemigo extremadamente peligroso a un pobre campesino que pasaba por allí por casualidad y da orden de ataque masivo contra el supuesto "terrible terrorista" que se acerca a la fortaleza. ¡Pobrecito campesino!¡Y qué desperdicio de munición y energía invertida en el ataque!

- RECORDAR

Y por último, el recurso maravilloso del recuerdo. El sistema inmunitario está preparado para conservar la memoria inmunitaria a través de la creación de los anticuerpos de agresiones pasadas.   Así, cuando padecemos una enfermedad, el cuerpo almacena información de la resolución adecuada, para que en una próxima invasión sepa actuar rápida y efectivamente. El único problema es que los anticuerpos, como señalaba unas líneas atrás, son específicos.

En este punto, el factor de transferencia va a tener mucho que contarnos. Hay es donde la información clasificada del enemigo nos puede hacer ganar la batalla. Por eso aquí la información aumenta de valor a nuestro sistema inmunitario, y es por esa razón que decimos siempre que, coloquial y bioquímicamente hablando, el factor de transferencia aporta "inteligencia" al sistema inmunitario

Los grupos de desequilibrio

En función de los errores en los procesos de reconocimiento, reacción y recuerdo, podemos hablar de 4 grandes grupos de desequilibrio en el sistema inmunitario que nos indican el tipo de patología que experimentará el cuerpo a causa de este desorden:

1er grupo:

SISTEMA HIPOACTIVO + AGRESIÓN EXTERNA

Este el grupo de las patologías que acontecen cuando el sistema inmunitario del individuo se encuentra deprimido o hipoactivo. Este es el estado típico que todos conocemos popularmente como "estar bajo de defensas". Aunque esta es una explicación poco correcta. Ciertamente no se trata de cantidades de células de defensa, sino que esta definición incluiría tanto una deficiencia en cantidad, como en calidad de reconocimiento, eficacia de reacción o capacidad de almacenar la información de un problema ya solventado.

Así tenemos todo tipo de infecciones por agresiones externas de virus, bacterias, hongos, parásitos,... Según los centros para la Prevención y el Control de las Enfermedades (*Centers for Disease Control and Prevention, CDC*) una enfermedad infecciosa es causada por uno o por la combinación de varios de estos elementos.

Este es un grupo típico, desgraciadamente, en niños, ancianos, y personas con estrés, mala alimentación y excesiva contaminación ambiental y/o electromagnética.

El abanico de enfermedades infecciosas comprende desde resfriados y otras enfermedades comunes, hasta enfermedades mortales como por ejemplo el SIDA.

Las infecciones pueden propagarse de una o varias de las siguientes formas:

- Transmisión a través del aire. De ahí el auge de las mascarillas para proteger las vías respiratorias y evitar llevar al aire común las partículas de estornudos y tosidos.

- Transmisión a través de la sangre. Al compartir agujas hipodérmicas usadas con sangre infectada o por traspaso directo.

- Transmisión por contacto. El más directo y la razón por la cual el mayor avance en el campo de la inmunología para prevenir las infecciones, y que ha permitido que nuestra esperanza de vida aumente tantísimo, es el hábito de lavarnos las manos.

- Transmisión sexual. Infección por medio de actividades que implican contacto sexual.

- Transmisión por alimentos y agua. Por consumo de alimentos o agua contaminados.

- Transmisión por insectos. Transmisión de infecciones por medio de las picadas de una persona infectada que se transmite a una nueva víctima sana del insecto.

2º grupo:
SISTEMA HIPOACTIVO + AGRESIÓN INTERNA

Encontramos aquí el mismo caso de debilidad, pero la agresión sucede desde dentro del organismo. Por eso hablamos aquí de las células de crecimiento anómalo que el sistema de defensas no es capaz de combatir con eficacia.

Es como si desde dentro del castillo, uno de los pobladores de golpe se vuelve rebelde y empieza a montar su cuadrilla de guerrilleros a la que se unen cada vez más mercenarios. Cada vez ocupan más espacio y acaban invadiendo la fortaleza desde el interior, sin que el ejército del castillo los reconozca como enemigos, ya que son células propias.

Los estudios realizados, por el *Ministerio de Salud de la Unión Soviética* en Moscú (2004), han demostrado que tras la administración adecuada de *TF-Plus®* que combina factores de transferencia en sinergia con extractos de fitonutrientes de acción demostrada para aumentar las defensas, consigue aumentar la efectividad, la letalidad, de las células NK (Natural Killers Cells) hasta en un 437%.

La experiencia nos ha mostrado el gran beneficio del uso de factores de transferencia en los pacientes sometidos a tratamientos agresivos como la quimioterapia o la radioterapia. (Sobre este tema en particular puede el lector obtener más información en el libro <u>CÁNCER Qué es, qué lo causa y cómo tratarlo</u> de José Antonio Campoy & Antonio Muro, MK3 Ediciones.)

Muchas veces, en pacientes de cáncer, la aplicación de los tratamientos agresivos hacen mella en el sistema inmunitario hasta tal punto que se deben aplazar las sesiones en el tiempo. El factor de transferencia ha ayudado en estos procesos a mantener un buen nivel de defensas que permita el correcto calendario del tratamiento aplicado en cada caso, muchas veces reduciéndolo y evitando al máximo los desagradables efectos secundarios.

El Dr. Luis Lorenzo González Moreno, cirujano oncólogo, miembro de la *Sociedad Mexicana de Oncología*, está presentando públicamente sus casos clínicos concluyentes de los efectos de aumentar el sistema inmunitario con factores de transferencia en pacientes con linfomas, tumores rectales y otras patologías infecciosas. Unas conclusiones prácticas que están demostrando que los factores de transferencia son todavía una herramienta con un potencial enorme por explorar.

3er grupo:
SISTEMA HIPERACTIVO + AGRESIÓN EXTERNA

Por otro lado el sistema puede estar excesivamente reactivo y, dejando de lado los factores evidentes de origen psico-emocional, la consecuencia de ello es una reacción excesiva frente a ataques inexistentes como el polvo, el polen,... desencadenando así una reacción alérgica o una intolerancia.

Recuerden el ejemplo del campesino que pasaba por casualidad dando un paseo por delante de la fortaleza y recibe la bienvenida del batallón a flechazo limpio, como si se tratara de un malvado enemigo peligrosísimo.

Por ejemplo, una picadura de mosquito precisa de una reacción en la que el sistema inmunitario aplica una inflamación a medida de la agresión. Ni más, ni menos. A medida. Pero si está hiper-reactivo, tenemos una reacción alérgica desmedida contra esa picadura, hasta el punto que según de que insecto sea esa picadura, deberemos darnos prisa en acudir a urgencias para evitar la muerte, como es el caso de muchas personas alérgicas a las picaduras de abejas.

En el incorrecto reconocimiento de estas sustancias hay un principio a revisar siempre en el paciente, que es el correcto estado del tracto intestinal y el tipo de alimentación.

4º grupo:
SISTEMA HIPERACTIVO + AGRESIÓN INTERNA

Y sin dejar la hiper-reactividad del sistema inmunológico, tenemos el grupo más sorprendente y delirante; el del ataque del cuerpo al propio cuerpo.

Los soldados de la fortaleza han decidido que todos los pobladores rubios del castillo son enemigos y que hay que liquidarlos y quemarlos en la hoguera.

Este es el grupo de todas las enfermedades autoinmunes en las que el sistema de defensa está atacando a células propias identificándolas como cuerpos extraños y peligrosos para él. Así una célula de la piel, o del cartílago de una articulación, o una célula nerviosa puede ser identificada como un enemigo y recibir el correspondiente ataque por parte de las células inmunitarias.

Hasta ahora, este tipo de patologías se paliaba habitualmente con inmuno-depresores, de manera que las defensas no fueran tan dañinas para el cuerpo. En la era del factor de transferencia, lo ideal es que podemos volver a educar al sistema para que tenga más inteligencia y, evidentemente, deje de atacar donde no debe.

La necesidad de utilizar los factores de transferencia en el momento y en el mundo en el que vivimos con estrés, falta de nutrientes, contaminación y radiaciones de todo tipo, es evidente.

Nuestros sistemas de defensa están continuamente bombardeados y mantienen una actividad constante frente a muchas agresiones difíciles de catalogar con lo cual sufre un sobreesfuerzo que mengua su efectividad cuando realmente se le necesita.

Ahora los factores de transferencia nos sirven para incorporar nuevas informaciones, nuevas tácticas defensivas y una mejor y más efectiva respuesta inmune.

Hablemos de ello en el siguiente capítulo.

Capítulo 3 – Descubriendo el descubrimiento

Después de 10 años de experiencia en el mundo de la salud, habiendo tocado una multitud de terapias distintas, y formándome en Psicología, muy especialmente en su rama biológica, alcancé a hacer realidad mi sueño de tener mi propio centro de salud, combinando muchos campos de actuación. Allí pude dirigir un equipo de profesionales fantásticos que cubrían la mayor parte de las áreas de la salud en su vertiente más holística y el resultado fue muy exitoso.

Esa condición facilitó que me pudiera dedicar a la parte que más satisface mi vocación, que es la formación de otras personas. Dedicarme a formar a otros es una manera de compartir todo lo que la vida ha tenido en bien a darme, ya que soy de los que piensan que cuando recibo algo, una información, una experiencia, debe ser compartida inmediatamente para que siga su curso natural.

Pero te voy a explicar que cuando recibí la información acerca de los Factores de Transferencia yo estaba plenamente dedicado a la consulta de mi centro de terapias, ofreciendo a los clientes mis servicios como Naturópata, por lo que procesé la información como lo hacía con los catálogos de todos los productos, novedades y maravillas con las que todos los laboratorios y casas comerciales inundaban a diario mi buzón y mi mesa de despacho. Allí, en la mesa, en el mal hábito de la montañita de papeles para mirar "otro día", se quedó la información.

Esta información tenía el agravante, tan molesto para mí, de haberme dado la impresión de ser uno más de tantos productos milagro que no vale la pena ni mirar. Pero, gracias a Dios, se me ocurrió ojearlo.

Fue una tarde de julio en la que un paciente que tenía hora para visita no se presentó, (hoy se lo agradezco infinitamente desde estas líneas) y decidí salir a tomar un café para descansar. Así que, como tenía la información allí encima de la mesa y me iba sólo, decidí llevarme lectura como compañía. Una de las mejores decisiones de mi vida, porque muchas veces decimos aquello de que hay que ver para creer, pero pocas veces nos damos cuenta de que para ver primero hay que mirar. Entonces miré para ver y ¿saben qué?. Ví, y ví algo que me zarandeó.

Después de la información que tenía mi cabeza tras 14 años de estudio y 12 de profesión, formándome en todo tipo de terapias naturales, técnicas manuales y en la parte más biológica de la psicología, aún me asombré más al leer todo lo que era capaz de hacer esta pequeña molécula. Me dije a mí mismo: -*Si esta molécula hace lo que dice que hace, esto es una bomba!*-. Es curioso, que esa frase la he escuchado después otras muchas veces de boca de otros profesionales de la salud que reaccionan igual ante la misma información.

El caso es que, aunque me parecía asombroso la cantidad de afirmaciones referidas a las cualidades del descubrimiento, pude ver un rigor científico en los estudios que muchos otros productos de uso habitual y de gran uso y campañas publicitarias millonarias no tienen, y sobretodo un sentido lógico a todo lo que pude comprender acerca de la gran perfección que tiene la naturaleza para salvaguardar nuestro equilibrio interno y, por lo tanto, nuestra vida, desde el momento en que llegamos a este mundo.

Así, empecé a investigar sobre los propulsores e investigadores de los Factores de Transferencia y encontré la primera referencia en el 1949 con el Dr. Sherwood Lawrence, quien postuló la existencia de los Factores de Transferencia, unas proteínas de bajo peso molecular, en un extracto de leucocitos, con capacidad para transferir una respuesta inmune de un donante a un receptor. El Dr. Lawrence demostró que la "memoria inmune" era transmitida sin necesidad de inocular anticuerpos reales.

Inoculando el extracto de leucocitos de una persona curada de una patología en concreto, a un receptor con la misma patología, el resultado era que su sistema se ponía a funcionar con esa nueva información hacia la resolución del problema.

Esta molécula "informativa", los factores de transferencia, son cadenas de péptidos compuestas de decenas de aminoácidos (44 en concreto) que almacenan, bioquímicamente, toda la información relativa a la experiencia del sistema inmune. A diferencia de un anticuerpo, que tienen una gran masa molecular, las moléculas de factor de transferencia son de apenas una fracción del tamaño de un anticuerpo y pesa menos de 10000daltons (entre 3500 y 5000).

Hay que entender que lo que hace de este descubrimiento una verdadera revolución en el campo de la inmunología es que los factores de transferencia no transfieren anticuerpos ni los crean directamente. Su función real es la de "educar", "enseñar" a las células del sistema inmune a reconocer antígenos específicos que pudieran pasar inadvertidos. Por eso muchas veces hablamos de que el factor de transferencia aporta "inteligencia" al sistema de defensas de nuestro cuerpo y que "no curan nada" por sí mismos. Con un sistema inmune más inteligente, es el propio organismo el que puede enfrentarse correctamente a la enfermedad que padece o impedir que se desarrolle.

Y aquí, la palabra "correctamente" aumenta en protagonismo. Los factores de transferencia no son unos estimuladores del sistema inmunitario sino que su definición más acertada nos indica que son unos inmuno-reguladores, ya que no fuerzan una respuesta global del sistema, sino que encauzan una correcta respuesta específica y adecuada a cada situación.

Me voy a permitir hacer una analogía computacional del sistema inmune para explicar más gráficamente el papel de los factores de transferencia.

Si el lector tiene un mínimo conocimiento de cómo manejar un ordenador, una computadora, sabrá que para estar protegido ante las muchas agresiones que puede recibir, tiene su propio sistema de defensas. A éste lo llamamos comúnmente "antivirus". Lo compramos, lo instalamos en el disco duro, y nos sentimos seguros porque contiene toda la información relativa a los virus que circulan por Internet y que pueden penetrar en el sistema. Pero los virus en el ciberespacio evolucionan y se intentan colar. ¿Qué hacemos en esos casos? Acudimos a las actualizaciones del antivirus, porque contienen nueva información actualizada que nos permitirá estar de nuevo protegidos, y facilitarán que el sistema sea capaz de reconocer las posibles agresiones, reaccionar en la medida necesaria y recordar el ataque para futuras incursiones del patógeno.

Así pues, si el antivirus es el sistema inmunitario, las actualizaciones de información serían las dosis de factores de transferencia.

El interés científico a nivel mundial sobre este descubrimiento continúa con la investigación del factor de transferencia leucocitario para lograr una mayor eficiencia del sistema inmunológico. Uno de los expertos más versados en estos estudios es el Dr. Sergio Estrada, investigador del *Departamento de Inmunología de la Escuela Nacional de Ciencias Biológicas* del *Instituto Politécnico Nacional de México* y miembro de la *Sociedad Mexicana de Inmunología*, quien trabaja desde hace más de 30 años con el factor de transferencia.

Sus estudios se han centrado en la obtención de factores de transferencia a partir de la sangre. Él mismo lo explica así: *"Se obtienen rompiendo los glóbulos blancos o leucocitos de la sangre y metiendo lo obtenido en una bolsa de diálisis con una malla muy fina que sólo permite la salida de moléculas muy pequeñas -de 10 kilodaltones o menores- por lo que no pueden pasar virus, bacterias u hongos. Pues bien, el extracto de leucocitos obtenido contiene un factor capaz de transmitir la respuesta inmune positiva del donante al organismo receptor. Tal es el factor de transferencia y tiene una actividad terapéutica extraordinaria, innegable".*

Según el propio Dr. Estrada, las posibilidades terapéuticas nos abren un mundo de posibilidades impresionante: *"Los factores de transferencia son útiles en las enfermedades producidas por bacterias, virus, levaduras y hongos. Es el caso de enfermedades tan distintas como la tuberculosis, la lepra, la coccidioidomicosis, diabetes, dolencias renales, otitis, herpes Zoster y simple, hepatitis B, toxoplasmosis, leishmaniosi, asma, dermatitis atópica, rinitis, artritis reumatoide, psoriasis, esclerosis múltiple, sjögren, entre otras muchas. Y lo mismo cabe decir en los casos de cáncer, melanomas y linfomas".*

Es muy significativa la conclusión que el Dr. Estrada nos ofrece sobre su alcance práctico real: *"Para el tratamiento de un linfoma, las células B tienen en su superficie un grupo químico que se llama CD20 y hay un anticuerpo monoclonal capaz de adherirse a él que permite eliminar las células cancerosas. El problema es que cada inyección cuesta 1.800€ y se requieren varias por lo que muchos pacientes no pueden terminar el tratamiento. Las nuevas terapias puede que sean mejores pero cada vez son más caras e inaccesibles. En cambio, el factor de transferencia es un inmunomodulador al alcance de todo el mundo, mucho más fácil de preparar y extraordinariamente más barato".*

El Dr. Abelardo Monge Nicolau, especialista en Oncología del *Hospital Mocel*, lleva más de 10 años utilizando factores de transferencia en pacientes de cáncer y expresa así su experiencia: *"La verdad es que estoy impresionado con los resultados. Básicamente los utilizo como método coadyuvante de la quimioterapia y debo decir que la expectativa de vida -en todo tipo de cánceres y metástasis- es muy superior a la obtenida con la simple aplicación de los métodos convencionales".*

El descubrimiento de los factores de transferencia tiene un impacto tal que se le considera el mayor descubrimiento en el campo de la inmunología desde 1924, cuando Sir Alexander Fleming descubrió la penicilina. Pero en 1949, esta gran noticia estaba demasiado adelantada a su época, por lo que quedó como una base científica más, sin aplicación por la complejidad de su método de extracción y lo costoso del proceso, razón por la cual se hacía inviable aplicar el factor de transferencia terapéuticamente.

Años más tarde, a principios de los 90, David Lisonbee, un experto empresario del ámbito de la nutrición encuentra la patente oculta de este maravilloso descubrimiento y entiende que el problema de la aplicación de esta molécula reside en su fuente de extracción. Sacar el factor de transferencia de la sangre conlleva demasiados problemas, tanto a nivel bioquímico, como a nivel económico, como a nivel de seguridad sanitaria.

La fuente alternativa que contiene una gran cantidad de factores de transferencia se presenta como una idea tan sencilla y natural que casi pasa desapercibida.

Cuando un bebé llega al mundo, pasa de un estado de protección y seguridad, en un medio confortable y adecuado a su naturaleza, a un medio hostil, frío, y lleno de amenazas para su supervivencia. Su sistema de defensas no está preparado para enfrentarse a todas las agresiones externas que lo rodean. Bacterias, virus, hongos, alérgenos,... La alerta se dispara y el sistema empieza a funcionar. El ejército se activa automáticamente para defender el nuevo ser pero necesita refuerzos. Y esos refuerzos son necesarios, no por cantidad de células inmunitarias sino por información clasificada para poder vencer al enemigo reconociéndolo primero, reaccionando adecuadamente a la agresión y creando anticuerpos con el fin de recordar la experiencia y ser más eficaz la próxima vez que reciba al invasor.

Toda esa información extra que necesita el neonato le llega a través de un mecanismo natural que ya lo tiene todo preparado. La madre amamanta al pequeño al poco de nacer y le aporta un cóctel de bienvenida totalmente adecuado a sus necesidades al que denominamos calostro. El calostro es un líquido segregado por las glándulas mamarias durante las 48-72 horas después del parto, compuesto por inmunoglobulinas, agua, proteínas, grasas y carbohidratos en un líquido seroso y amarillo. En ese calostro es donde encontraremos una gran cantidad de factores de transferencia con la información que la madre ha ido incorporando, a través de sus experiencias, en su propio sistema inmunitario.

Es muy importante que el bebé tome el calostro, ya que al recibir los factores de transferencia de la madre, sus sistema de defensas gana información para poder protegerse contra las agresiones del nuevo medio.

El calostro ofrecido por la madre estimula la primera deposición del bebé, llamada meconio, y el propio mecanismo de activar la succión recolocará todas las fisuras craneales en su lugar adecuado equilibrando así la mandíbula y fortaleciendo todo el sistema estructural y el sistema nervioso central. Además, el frecuente amamantamiento estimulará el proceso hormonal para su producción, y es muy importante que el recién nacido tome el pecho dentro de la primera hora de vida ya que su instinto natural está en su punto álgido.

Lo más impresionante de este descubrimiento no solo es saber que en el calostro se encuentra disponible una gran cantidad de factor de transferencia, lo más sorprendente es que todos los mamíferos tienen factor de transferencia en su calostro y que es milagrosamente idéntico entre todas las especies, lo que hace que el factor de transferencia sea transferible de una especie a otra.

Es importante aclarar en este punto que no estamos hablando de la leche, ni tampoco del calostro, sino sólo y exclusivamente de la molécula de factor de transferencia separada del resto de la sustancias contenidas en el calostro. Y esto hay que aclararlo porque el hecho de tomar calostro de otra especie puede resultar incluso motivo de reacciones alérgicas a causa de las inmunoglobulinas del calostro que no se corresponden.

La gran ventaja ha sido el desarrollo de un método de extracción de una forma pura y segura del factor de transferencia del calostro. La compañía americana *4Life Research*™ tiene la patente del método de extracción, y es por eso que de ahora en adelante nos referimos siempre al producto de esta empresa.

Pero, ¿qué calostro? Pues, por varias razones que ahora comentaremos, se escogió en su momento trabajar con el calostro bovino y hasta hoy está siendo el método habitual.

Se escogió el calostro de las vacas por 3 razones:

- Las vacas dan mucha cantidad de calostro; una vaca ofrece unos 12 días de calostro mientras que el ser humano lo hace entre 48-72 horas.
- El control sanitario sobre este animal es más habitual y regulado que el de otras extracciones lácteas, lo cual nos ofrece unas garantías sanitarias importantes.
- Las vacas son unos animales muy expuestos a todo tipo de gérmenes y patógenos varios en su hábitat, lo que hace que su sistema inmunitario sea un sistema heroico, bien preparado y con un factor de transferencia muy rico en información.

Para los más interesados en los detalles de la extracción, incluyo aquí el texto del informe que se realizó sobre las normas de control de calidad que se siguen en la obtención de los factores de transferencia:

"Los siguientes puntos ilustran las normas de calidad que se siguen en la obtención de los factores de transferencia:

1- Todo el ganado de las lecherías donde se produce el calostro es de granjas aprobadas por el Departamento de Agricultura de los Estados Unidos (USDA)

2- Es ilegal utilizar antibióticos en ganado en período de lactancia.

3- Las granjas que producen calostro fresco para procesar, no utilizan hormonas con la intención de incrementar la producción de leche.

4- Todo el calostro es pasteurizado para asegurar su seguridad y calidad. Por otro lado, los procesos de microfiltración removerán todos los organismos conocidos. Una vez obtenido el polvo, se prueba una vez más para encontrar posibles organismos.

5- No existe la evidencia de que la leche o el calostro puedan ser transmisores de la Encephalitis Espongiforme Bovina (BSE) o Enfermedad de Crutzbeldt-Jakobs (CDJ).

6- Todos los procesos de producción cumplen con las normas de buenas prácticas de manufactura (GMP).

Los factores de transferencia se obtienen mediante un proceso propio y patentado de microfiltración. El calostro es acumulado en las primeras 24-48 horas desde que nace el becerrito, y de ahí pasa a las máquinas de microfiltración. Lo filtrado es pasteurizado por segunda vez y secado hasta convertirse en un polvo fino. El polvo pasa por exámenes microbiológicos por seguridad y por un examen biológico para asegurarnos de la presencia de las moléculas deseadas y su potencia. Y se usa un proceso muy similar después de que las yemas de huevo son separadas de la clara. En los exámenes biológicos no hay rastro de colesterol."

En el informe nombra también el factor de transferencia extraído de la yema del huevo, ya que David Lisonbee buscaba el factor de transferencia en las aves y dedujo que podía encontrarse dentro del huevo, lo que le hizo encargar al laboratorio la investigación de esta segunda posible fuente alternativa. En 1998, David Lisonbee fue premiado por la Academia Rusa de las Ciencias por su investigación sobre el Factor de Transferencia en la yema del huevo, siendo el primer condecorado por esta institución que no es un científico, sino un empresario que promueve la investigación científica.

> *(Al factor de transferencia extraído del calostro bovino se le llama TransferFactor XF™ y es una patente registrada de la biotecnología del método de extracción con el n° de patente 4816563).*
>
> *(Al factor de transferencia extraído de la yema del huevo se le llama TransferFactor E™ y es una patente registrada de la biotecnología del método de extracción con el n° de patente 6468534).*

Así fue como llegó a introducirse en el mercado un producto llamado TransferFactor E-XF™, del calostro bovino y de la yema del huevo sorprende por su efecto en el sistema inmunitario.

Mientras otros suplementos nutricionales como la equinácea es capaz de aumentar las defensas en un 43%, o el hexafosfato de inositol (IP6) utilizado para aumentar las defensas en casos críticos de tratamientos anticancerígenos muy agresivos es capaz de aumentar las defensas en un 49% (el máximo conocido), el Transfer Factor E-XF™ aumenta la eficacia global del sistema inmunitario en un impresionante 283%.

Y es bien importante dejar claro que la combinación TransferFactor E-XF™ es un factor modulador del sistema inmunitario, es decir, no se trata simplemente de aumentar las defensas sino que, si es necesario por la condición del organismo, puede también estabilizarlas o moderar su acción. El factor de transferencia tiene un factor inductor pero también un factor supresor. Es por eso que a la molécula de factor de transferencia se la define como inmunomodulador. Y esa es su gran importancia.

Para entendernos, como la molécula de factor de transferencia solo aporta información al sistema inmunitario, conseguirá que éste sea más inteligente (bioquímicamente hablando, claro) y que aumente, reduzca o module las defensas para conseguir el equilibrio necesario y favorecer un buen estado de la salud.

En el laboratorio se realizó un experimento *"in vitro"* donde se introdujeron a un grupo de células cancerosas junto con moléculas de factor de transferencia. El resultado fue que las células cancerosas siguieron vivas y sin alterarse por la presencia de las moléculas.

En el segundo experimento se introdujeron las células cancerosas junto con células de defensa, leucocitos que consiguieron aniquilar el 20% de las células malignas.

En la tercera fase se le añadieron al segundo experimento factores de transferencia y la letalidad de las células defensivas aumentó hasta aniquilar un 93% de las células cancerosas.

El factor de transferencia es un apoyo para el correcto funcionamiento de las células del sistema inmunitario que no realizan ninguna reacción por sí mismas. Por eso el factor de transferencia no es un fármaco que sirva para curar nada. De ahí vienen las dos afirmaciones más importantes sobre el factor de transferencia:

1- El factor de transferencia no es un medicamento.

De hecho el factor de transferencia puede reducirse, a la hora de clasificarlo, a un derivado lácteo que puede considerarse únicamente como un nutriente, aunque en algunos países tienen categorías especiales como Nutracéuticos, o la última nominación acuñada ya desde Estados Unidos como Transfercéuticos, por sus características tan especiales e incomparables con otros tipos de suplementos.

En 1980 la FDA (*Administración de Alimentos y Medicamentos Americana*) aprovó el uso del calostro bovino y en 1985 el del factor de transferencia bovino para uso humano, clasificado como "GRAS" (*Generally Recognized as Save; Generalmente reconocido como seguro*).

Durante todo el tiempo que se ha usado no ha habido ningún informe concluyente de reacciones adversas derivadas del factor de transferencia, incluso administrado clínicamente en exceso o cuando se administraron dosis normales por muchos años.

2- El factor de transferencia no cura nada.

Esta afirmación me encanta y a menudo crea mucha confusión en los foros en la que la presento de una manera tajante y con toda convicción. Muchos de los presentes me miran con ojos de *-¡¿Entonces qué es lo que hace!?*. Y lo cierto es que el factor de transferencia no cura nada. Lo que sucede es que aporta la información necesaria al sistema inmunitario para que actúe correctamente, sea lo que sea lo correcto y sea cual sea el resultado esperado o inesperado. Me explico.

En muchas ocasiones, una persona pretende tomar factores de transferencia para un problema en particular y al tiempo resulta que su cuerpo está reparando otros problemas con los que en un principio no se contaba. Ese es el resultado de darle la información que necesita a un sistema tan poderoso como el sistema inmunitario, que es capaz de funcionar y defendernos correctamente ante una agresión, cumpliendo con sus funciones naturales que nos permiten gozar de una buena salud. No se trata de volvernos inmunes sino de estar mejor preparados.

Vamos definiendo entonces: El factor de transferencia es una pequeña molécula mensajera inmunitaria producida por organismos superiores cuyo papel consiste en transmitir señales de reconocimiento entre células inmunes y, de ese modo, ayudar a educar a las "ingenuas"(naturalmente inocentes y desentrenadas), a reconocer un peligro existente o potencial.

Con todo este descubrimiento, la inmunología tiene en su mano el poder aplicar la mayor herramienta en la historia desde que Sir Alexander Flemming descubrió la penicilina en el 1924, pero no todo queda aquí.

David Lisonbee y su equipo del laboratorio americano *4Life Research* ™ siguen trabajando en su laboratorio y proponen una combinación explosiva de Transfer Factor E-XF y otros nutrientes de acción inmunitaria demostrada. Veamos ahora estos nutrientes con los que se pretendió crear una sinergia especial que aumentara la eficacia del sistema inmunitario aún más.

Uno de los ingredientes añadidos a la fórmula Transfer Factor E-XF es el hexafosfato de Inositol, más conocido como IP6.

El IP6 está presente naturalmente en los cítricos, los granos, las nueces, las semillas y legumbres. El extracto se ha estudiado por sus propiedades anticancerígenas. La doctora Katharine Cole y Mary Smith demostraron que diez segundos después de agregar hexafosfato de inositol a células tumorales de colon humano, hay una rápida elevación del calcio en la célula de tres a cuatro veces más de lo normal. Este veloz incremento de calcio sugiere que el hexafosfato de inositol actúa sobre un receptor en la célula. En este caso la evidencia señala que el hexafosfato de inositol tiene una acción que puede bloquear a un receptor para un crecimiento y así, con este receptor bloqueado, la célula cancerosa no puede crecer ni puede multiplicarse.

En esta fórmula se incluyó también el Zinc, que forma parte del crecimiento celular. Este mineral interviene en docenas de reacciones enzimáticas y en la expulsión equilibrada del dióxido de carbono, lo cual es vital para que no lastime nuestra salud ni por exceso ni por defecto. El zinc tiene la propiedad de aliviar las reacciones alérgicas, una propiedad que equilibra la función de esta fórmula que pretende estimular al máximo el sistema inmunitario. Este componente hace que el compuesto de *Transfer Factor Plus®* también se utilice para las alergias y las enfermedades autoinmunes. Este mineral aumenta la inmunidad natural contra las infecciones bacterianas y destruye elementos tóxicos. Además es un elemento indispensable en la espermogénesis, un problema que cada vez se está haciendo más presente en nuestras sociedades en las que avanza vertiginosamente el problema de la infertilidad masculina. El Zinc es un mineral importantísimo para el sistema nervioso y las funciones cerebrales, y también es muy útil en casos en los que la alopecia empieza a asomar para reforzar las raíces capilares.

Los fitoesteroles de soja tienen una función principal en esta fórmula que es la de bloquear la absorción del colesterol en el intestino, de manera que reduzcamos la ingesta de estas grasas. Esto nos facilitará la mejor absorción de otros componentes. Además, este complemento ayudará a mejorar las funciones hormonales, algo fundamental en las damas a través de estos fitoesteroles extraídos de la soja. Al ser extraídos de la soja nos ayudará, tanto a hombres como a mujeres, a liberar el sistema cardiovascular de cargas innecesarias.

Para seguir ayudando en este importante proceso, se incluyen beta-glucanos de levadura de cerveza. Éstos actúan estimulando los macrófagos del organismo, las células devoradoras, capaces de reducir en poca semanas la cantidad de colesterol LDL, el llamado colesterol "malo", en la sangre. Además, estos macrófagos cumplen con la función de eliminar la placa arteriosclerótica ya formada en el sistema vascular. Los beta-glucanos estimulan la producción de células inmunitarias, en especial las células B que ayudan en la prevención de la aparición y desarrollo de las células cancerígenas. En este campo es importante saber que los beta-glucanos incrementan la eficacia de la medicación de los enfermos oncológicos y reducen la toxicidad de estos tratamientos tan agresivos para el cuerpo, como la aplicación de quimioterapia. Si todo esto fuera poco, también son un excelente antioxidante muy beneficioso para la salud de las células atacadas por los radicales libres.

Otro complemento que se añadió a la fórmula y que en los últimos años se ha hecho muy popular por sus muchos beneficios es el Aloe Vera. El Aloe Vera contiene en el interior de sus hojas una sustancia gelatinosa que tras eliminar el ácido amarillento se puede utilizar para múltiples usos. Para empezar es un excelente limpiador y antiséptico natural que actúa como analgésico para calmar todo tipo de dolores, muy especialmente los dolores articulares y musculares. Tiene una gran función bactericida que también ayuda para librarse de muchos tipos de virus y que resulta ser un poderoso fungicida, antiinflamatorio, y altamente nutritivo por su cantidad de minerales, vitaminas y azúcares. También se puede utilizar por sus propiedades calmantes y tranquilizantes del sistema nervioso. El aloe Vera dilata los capilares sanguíneos incrementando la circulación de la zona en la que se aplique de manera tópica. Tiene la propiedad de descomponer y destruir los tejidos muertos, incluyendo el pus y elimina la sensación de calor en las llagas, úlceras, irritaciones e inflamaciones, favorece el crecimiento celular normal acelerado la regeneración y la hidratación de los tejidos.

Se incluye un extracto de Cordiceps militaris, concretamente un 7% de ácido cordicéptico. El "dong chong xia cao", o como lo conocemos aquí, el cordyceps, es un alimento muy tónico conocido en

China y Tíbet como suplemento alimenticio entre los adinerados por su escasez de cosecha. Se ha utilizado durante miles de años en sopas y otras comidas utilizadas tradicionalmente por la medicina china para ayudar a recuperar de sus enfermedades a pacientes debilitados. El cordyceps se está usando terapéuticamente para asma, bronquitis, protección contra los efectos de la quimioterapia, mejorar el desempeño en el ejercicio, hepatitis B, cirrosis hepática, hiperlipidemia (colesterol alto), y en insuficiencias renales crónicas.

Este hongo se hizo muy popular en 1993 cuando dos atletas chinas, que admitieron haber usado suplementos de cordyceps, batieron los récords mundiales en las competencias de pista y campo en los Campeonatos mundiales de Stuttgart para las carreras de 1,500, 3,000 y 10,000 metros. Las mujeres fueron examinadas buscando cualquier sustancia prohibida, tales como esteroides, y dieron resultados negativo.

El Agaricus blazeii, otro hongo, es excepcional en valores nutritivos y también se ha dado a conocer por las propiedades que se le describen en casos clínicos publicados por su actividad farmacológica frente al tratamiento de patologías, algunas muy graves, como células tumorales, diabetes y hepatitis B y C.

La Olea europea, el extracto de aceite de oliva, es muy rico en ácidos grasos omega-9. Es un conocido hipo-tensor, además de diurético, laxante suave, antiséptico, antiinflamatorio, laxante suave y antitóxico. Es un tónico digestivo y nos ayuda también en la regulación del exceso de colesterol en sangre.

El Maitake mushroom es un hongo que actualmente está siendo objeto de investigación en el tratamiento del VIH, por sus propiedades antivíricas y antitumorales, especialmente en cáncer de senos y colorectal.

En cuanto al hongo Shiitake, se ha utilizado en medicina natural para mejorar la circulación, resfriados y problemas con el colesterol alto. Pero estudios recientes, como el publicado en la prestigiosa revista "Nature" por Chiara&Col., han demostrado las propiedades antitumorales a través de ensayos realizados con inyecciones intraperitoneales de extractos de Shiitake en ratones de laboratorio, reduciendo el crecimiento de tumores "in vivo" en un porcentaje cercano al 100% de los casos.

Parece ser que los mecanismos responsables se relacionan con una mejora considerable del sistema inmunitario del individuo, teniendo una gran importancia a la hora de evitar las metástasis tumorales. Este mismo mecanismo hace que sea eficaz frente a infecciones de todo tipo, incluyendo el VIH. Además ha demostrado reducir los niveles de colesterol y la hipertensión arterial, gracias a una sustancia contenida llamada eritadina.

Cuando el laboratorio consiguió elaborar la fórmula estable de estos elementos consiguió una impresionante sinergia que tenía el increíble potencial de elevar la eficacia del sistema inmunitario en un inaudito 437%, en tan solo 48 horas. Estos estudios fueron ratificados por el Ministerio de Salud de Rusia en el 2004, a través de los estudios que comentaremos más adelante.

Según los estudios realizados a sustancias potenciadoras del sistema inmunitario el calostro bovino por sí sólo, puede llegar a elevar el sistema inmunitario en un 23%, mientras que las molécula de factor de transferencia extraída del mismo, aumentan un 103% la eficacia de las defensas.

Esta aclaración es muy importante ya que, en toda esta disertación, no estoy hablando de las propiedades del calostro bovino ni las de la yema del huevo, sino sólo y únicamente de la molécula de factor de transferencia extraída de ellos. Y ¿por qué es tan importante esta diferencia? Bueno, si usted me pide que le proporcione aceite esencial de rosas, ¿que le parecería si le regalo un ramo de rosas?

Sí, ciertamente en el ramo de rosas habrá una pequeña parte de aceite esencial de rosas pero ¿acaso es lo mismo? Su respuesta será clara si observa el precio de un ramo de rosas y el precio de un frasquito diminuto de esencia de rosas. Lo mismo sucede con el factor de transferencia. El calostro bovino disecado contiene una pequeña parte de factor de transferencia y muy probablemente nada estable. Pero el factor de transferencia del que hablamos es un cúmulo de moléculas de factor de transferencia extraídos de muchos litros de calostro bovino, que se han conseguido hacer estables y asimilables por vía oral. Hay que saber que una sola cápsula de TransferFactor XF™ equivale a 35 cápsulas de calostro bovino sin refinar.

A través del proceso biotecnológico patentado especial, los factores de transferencia son filtrados y separados del resto de sustancias del calostro.

También es importante saber que los factores de transferencia no son específicos para una determinada especie, pero los anticuerpos que contiene el calostro disecado de una especie sí son específicos y pueden causar alergias al ser humano. Así que le recomiendo que vaya con cuidado cuando alguna empresa comercial pretenda venderle gato por liebre endosándole calostro por factor de transferencia. Muy probablemente su etiqueta le avisará de que lleva un porcentaje de inmunoglobulinas (entre un 10% y un 20%); eso bastará para que deduzca que le quieren vender calostro; recuerde que eso aumentará sus defensas en un 23% cuando lo que está buscando es un 283% o un 437%.

Tras la creación de la fórmula *TF-Plus ™* aparece un estudio que he citado anteriormente y que no puedo dejar de nombrar. En el 2004, en Moscú, el *Ministerio de Salud y Desarrollo Social de la Federación Rusa* publica una Carta Metodológica elaborada por el *Center of MicroNutrientology*, acerca de las pruebas que realizan con este producto, titulado <u>"El Uso del Factor de Transferencia en la Recuperación Inmunitaria tras Enfermedades Somáticas e Infeccioso-Inflamatorias"</u>. La primera sorpresa que el equipo científico encontró fue descubrir como al juntar células tumorales "in vitro" con leucocitos tratados con factor de transferencia, éstos aniquilaban el 98% de las células cancerosas.

Según afirma el propio Doctor en Inmunología Anatoly A. Vorobiev -*"Moduladores de la función inmune endógenos y naturales que contienen sustancias básicas que forman parte del proceso de la regulación inmunitaria, son los más apropiados y adecuados para los humanos. Siendo compuestos de péptidos naturales obtenidos del calostro bovino, el Transfer Factor es considerado como un modulador inmunitario. La principal función de estos péptidos en el cuerpo es proveerlo de la protección contra microbios, células cancerígenas, y otros patógenos capaces de perturbar los procesos normales.*

Los factores de transferencia estimulan el brazo celular del sistema inmune, los linfocitos T, las células Tc en particular, activan la síntesis de los anticuerpos y regulan las funciones inmunitarias.

El factor de transferencia es superior a otros moduladores inmunitarios por su alta efectividad para aumentar la respuesta eficaz del sistema inmunitario. El "4Life Transfer Factor" posee un amplio espectro de acción, es seguro, su uso es oral en forma de cápsulas gelatinosas, no tiene contraindicaciones, no causa reacciones adversas y es efectivo tanto en niños como en adultos.

El factor de transferencia ha sido exitosamente usado por varios años en la prevención y el tratamiento de infecciones bacterianas, virales y micóticas, enfermedades parasitarias, tumores malignos, condiciones autoinmunes, desórdenes neurasténicos, alérgicos y endocrinos, inmunodeficiencias primarias y secundarias y enfermedades acompañadas por perturbaciones de la función inmunitaria".

En las siguientes líneas incluyo algunas de las enfermedades estudiadas y reflejadas en esta carta metodológica:

<u>"La eficacia del Uso de TF en la Hepatitis Viral</u>
Los mecanismos inmunitarios desestabilizados desempeñan un papel principal en la patogénesis de la hepatitis parenteral (hepatitis vial B y C) como asimismo en el curso y desenlace de las enfermedades . A pesar de la considerable experiencia en el tratamiento de las hepatitis virales, incluyendo las crónicas, todavía están siendo discutidos un cierto número de temas que se refieren a un régimen óptimo, siendo las dosis y el tratamiento con interferón (INF) las actuales drogas preferidas. El hecho de que el tratamiento con interferón en un paciente con una forma crónica de hepatitis C cuesta entre US$10.000 y US$15.000 muestra la necesidad de resolver este problema.

Además, la prescripción de esta terapia antiviral tiene otra lista de indicaciones pero, a veces, los interferones son mal tolerados por los pacientes y el huésped produce anticuerpos contra los interferones recombinantes. Por estas razones, la eficacia del Uso de TF en la Hepatitis Viral está bien justificada.

El primer resultado obtenido de pacientes adultos que reciben TF junto con la terapia convencional atestigua una alta efectividad del uso de las citoquinas celulares en esta clase de patología. Junto con la normalización de los valores bioquímicos y la disminución de la carga viral (62% de los casos), todos los pacientes mostraron una marcada mejoría del estado general, fueron más eficientes y no experimentaron un exceso de fatiga, y no hubo incomodidad en el hipocondrio derecho. Los mismos autores realizaron estudios con pacientes con formas agudas y crónicas de hepatitis viral B y C, donde se hizo un seguimiento de seis meses después del tratamiento.

Cincuenta (50) pacientes con hepatitis viral B y C crónica y 15 pacientes con hepatitis viral B recibieron TF, una cápsula tres veces al día durante 14 días. La información resultante fue comparada a la obtenida en pacientes que recibieron el tratamiento convencional con interferones.

Veinticuatro (24) pacientes con hepatitis B aguda y veinticuatro (24) pacientes con hepatitis C crónica (CVHC) recibieron TF PLUS, 1 cápsula tres veces al día durante 14 días. El grupo de control, 15 pacientes con CVHC recibieron 3.000.000 de IU de reaferon (un IFN antiviral) por vía intramuscular tres veces por semana. Los pacientes restantes recibieron terapia básica tendiente a mejorar la secreción biliar (holosas u hophitol) y la función hepática (riboxin per os.). Efectos inmuno-correctores idénticos se registraron en el grupo de pacientes que recibió TF PLUS por dos semanas y en los pacientes que recibieron terapia con IFN durante tres meses. En los pacientes que recibieron TF PLUS hubo signos dinámicos positivos más tempranos. TF PLUS fue bien tolerado y no hubo efectos colaterales como la fiebre, dolor de las coyunturas y astenia que hubo durante la terapia con interferón. Vale la pena destacar que la incidencia de remisión viral en los grupos que recibieron reaferón y TF plus fue la misma, es decir, 65%. Al mismo tiempo, el nivel de producción de interferones-g fue significativamente mayor en los pacientes que recibieron TF PLUS.

La eficacia de TF y TF PLUS en el tratamiento de la hepatitis viral B y C puede ser de gran ayuda, considerando el uso de productos TF como un tratamiento alternativo a los interferones recombinantes o como un agregado a las terapias convencionales para la hepatitis viral.

Los datos obtenidos indican que deberían realizarse nuevos estudios sobre la eficacia de los productos TF con el fin de desarrollar programas más efectivos de tratamiento complejo, eficacia farmacológica, dosificación y aspectos económicos.

El Uso de TF en Terapia de Inmuno-rehabilitación para la Infección con VIH

El síndrome de Inmunodeficiencia Adquirida (SIDA) es uno de los problemas más serios que enfrenta la medicina moderna. La terapia de modulación inmunitaria de los pacientes de VIH (es decir, la restauración de la función inmunitaria normal) tiene por objetivo los mecanismos inmunitarios alterados y los agentes patógenos.

Los resultados de estudios realizados muestran que el tratamiento con TF PLUS mejoró significativamente el estado inmunitario de los pacientes con VIH. El producto también demostró ser útil en otros aspectos de la terapia como, por ejemplo, el nivel de complejos inmunitarios circulantes (CIC) disminuyó a sus valores normales en 50% de los pacientes que recibieron TF PLUS.

Debido a que el ayudador-T CD4 es un receptor de VIH, en tanto que el VIH es trópico a los linfocitos-T y otras células inmuno-competentes, él infecta principalmente a los ayudadores-T y pasa por alto las células citotéicas. Un aumento significativo en los niveles de ayudadores-T (CD4+) en los pacientes que reciben TF PLUS es un aspecto importante que ayuda a mantener la principal meta de tales pacientes, a saber, una extensión máxima de vida y la preservación de la calidad.

Las enfermedades alérgicas son uno de los muchos desafíos de la medicina moderna. Estadísticas de todo el mundo muestran que esta patología puede estar disparándose (hasta a un 20% de la población). En nuestros días, una persona de cada cinco que habitan el planeta está sufriendo de algún tipo de patología atópica. De acuerdo con la prognosis de la Organización Mundial de la Salud (OMS), en el siglo XXI las condiciones atópicas mantendrán el primer lugar en morbilidad general. Al mismo tiempo, los agentes antihistamínicos tradicionales disponibles no son lo suficientemente eficaces; sus efectos están limitados al bloqueo parcial de los receptores de histaminas y a menudo van acompañados de reacciones adversas. Se sabe que los mecanismos patógenos del desarrollo de alergias están conectados con una alteración en el curso de la diferenciación de linfocitos-T, una menor actividad de las células supresoras-T y una producción excesiva de IgE. Es necesario encontrar la fórmula para influir en los diversos eslabones de estas reacciones atópicas. Según nuestra opinión, las citoquinas celulares que regulan la actividad de las células supresoras son las más adecuadas para lograr este propósito.

Los factores de transferencia, usados como una substancia biológicamente activa, ayudarán a modular las reacciones inmunológicas locales y generales de las alergias dietarias como asimismo las reacciones atópicas de la piel en las enfermedades caracterizadas por las reacciones atópicas. Según nuestra experiencia, después de 20 días de administración del producto, todos los pacientes mostraron remisión.

Se obtuvieron resultados prometedores del uso de TF en dermatovenerología , es decir, en pacientes de psoriasis y dermatitis atópica, en que las reacciones alérgicas y auto-inmunitarias desempeñan un papel importante en la patogénesis de estas enfermedades. Después de 7 a 10 días de administrar TF junto con las drogas tradicionales, los pacientes informaron que padecían menos comezón, descamación o erupciones de la piel.

<u>*El Papel de TF en la Inmuno-rehabilitación de Pacientes Oncológicos*</u>

El cáncer gástrico es una enfermedad oncológica caracterizada por el desarrollo de inmunodeficiencias estables, que son también consecuencia de las peculiaridades asociadas al tratamiento quirúrgico de la enfermedad.

Numerosos estudios de las condiciones inmunitarias de los pacientes de cáncer gástrico han mostrado que el desarrollo de inmunodeficiencias secundarias afectan negativamente tanto la suficiencia como la eficacia de la respuesta inmunitaria y acortan la duración de los períodos de remisión. Estos factores necesitan un enfoque complejo de la inmunoterapia del cáncer gástrico después de la máxima reducción de células enfermas.

Veinticinco pacientes (el grupo de tratamiento o principal) en la segunda o tercera etapa clínica de cáncer gástrico participaron en estudios clínicos de TF PLUS.

Los estudios fueron realizados en el Centro RAMS de Investigación del Cáncer. El grupo de control estuvo compuesto por 25 pacientes de edad, sexo, nosología y etapa patológica equivalentes. Todos los pacientes de cáncer gástrico de ambos grupos se sometieron a tratamiento quirúrgico y durante el período postoperatorio a los procedimientos estándar de tratamiento inmunoterapéuticos. Para estimular la inmunidad no específica, los pacientes del grupo de tratamiento recibieron TF PLUS, una cápsula tres veces al día durante 30 días, junto con el tratamiento estándar.

Debería señalarse que inicialmente, la mayoría de los pacientes sufría de inmunodeficiencia en distinto grado de severidad y que la inmunodeficiencia era provocada por la cirugía.

Después de terminado el curso del tratamiento complejo, el estudio fue continuado con la administración de TF PLUS y demostró que el tratamiento continuado era beneficioso para el estado inmunitario de los interferones y las citoquinas, como asimismo para la mejoría clínica de los pacientes. Hubo un aumento de contenido de CD3+, CD4+, y

CD8+ en la población de linfocitos de la sangre y el número de células NK aumentó marcadamente en las muestras de sangre, mostrando ambos hechos la activación de la inmunidad mediada por las células. Respecto a la inmunidad humoral, se registraron cambios positivos hacia niveles normales de producción de TNF-a e IL-1b.

Se observaron otros cambios positivos, como una menor severidad del síndrome de intoxicación, un mejor estado general, más apetito y la desaparición de la debilidad y la fatiga en el curso clínico de la enfermedad. El período postoperatorio fue plácido.

No hubo recurrencia de la enfermedad durante el curso de la inmunoterapia compleja que fue fortificada por TF PLUS.

TF PLUS es bien tolerado por los pacientes y es eficaz como parte de una inmunoterapia compleja para enfermedades cancerosas y puede ser utilizado exitosamente en la práctica clínica.

<u>*La Eficacia de TF PLUS en el Tratamiento Complejo de la Ulcera Duodenal*</u>

Resultados convincentes, que apoyan el uso de TF PLUS en un tratamiento multifacético de la úlcera duodenal asociada al Helicobacter Pilori (Hp), fueron obtenidos por Iu. V. Telnykh en la Academia de Medicina Sechenov de Moscú.

Treinta y cinto pacientes de úlcera duodenal asociada al Hp fueron parte de los estudios clínicos. Se dividieron en dos grupos. El grupo de control (15 pacientes) recibió Omez, Amoxycilina y Clarytromicina, de acuerdo con el tratamiento tradicional para erradicar el Hp. El grupo principal (20 pacientes) recibieron TF PLUS, dos cápsulas tres veces al día durante los primeros diez días y después, una cápsula tres veces al día durante los siguientes 20 días, junto con la terapia de erradicación.

Los resultados de laboratorio que median la inmunidad humoral y celular mostraban que los pacientes con úlcera duodenal asociado al Hp que había persistido por más de diez años y que tenían una condición patológica del sistema hepático-biliar había un pronunciado desequilibrio inmunitario. Las muestran de sangre de estos individuos mostraban una marcada disminución tanto del porcentaje como del número absoluto de asesinas naturales (NK) con menor actividad, una disminución de ayudadores-T y un aumento del número de supresores-T, lo que daba como resultado una disminución del índice regulatorio. Otros autores han obtenido datos análogos.

La terapia de 10 días de erradicación con Omez, Amoxycilina y clarytomicina agravaba el desequilibrio inmunitario, llevando al desarrollo de inmunodeficiencias secundarias debidas a la actividad de los antibióticos y a la agravación de la disbiosis intestinal derivada de ellos.

La combinación de la terapia de erradicación del Hp con el inmunomodulador TF PLUS produjo una mejora marcada y estadísticamente significativa de la inmunidad tanto humoral como celular, que dio como resultado la normalización del índice inmunoregulatorio y mejoró la actividad de las células neutrófilas y asesinas naturales.

La eliminación de la inmunodeficiencia secundaria por la actividad del TF PLUS dio como resultado una mejoría de la condición de los pacientes con úlcera duodenal. En especial, la eficacia de la terapia de erradicación aumentó en 21,7%, el dolor y los síndromes dispépticos se detuvieron 4 y 4,5 días antes, respectivamente, y la cicatrización de la úlcera de la mucosa se produjo 8 días antes en el grupo de tratamiento con TF PLUS en comparación con el grupo de control. La erradicación del Hp fue exitosa en un 73,3% de los casos en el grupo de control. En el grupo que recibió TF PLUS, la erradicación alcanzó un éxito de 95%.

Los datos clínicos obtenidos y los datos de otros autores muestran una utilidad de TF y TF PLUS en las diversas patologías infecciosas y somáticas.

Tras diferentes pruebas concluyentes sobre la acción de apoyo del factor de transferencia en enfermedades como la hepatitis, la osteomielitis, VIH o cáncer, en el equipo científico responsable se desarrollaron las siguientes conclusiones:

"La inmuno-rehabilitación para muchas enfermedades somáticas e infecciosas se está convirtiendo en uno de los componentes más exitosos de las terapias. La adaptabilidad y frecuente persistencia de agentes infecciosos, así como la ausencia de una activa reacción inmunitaria en partes del individuo con dicha enfermedad dictaminan la necesidad de dicha aproximación. Además, una amplia proporción de la población sufre de inmunodeficiencia secundaria causada por los desfavorables efectos sociales, ecológicos y otros factores.

Infecciones combinada se mantienen en un rango especial entre las así llamadas "nuevas infecciones". Es la condición cuando, debido a cualquier infección simultánea o secuencial por diferentes agentes, las manifestaciones clínicas de una enfermedad experimentan cambios significativos. Su frecuente ocurrencia es explicada por varias condiciones inmuno-patológicas.

Enfrentado con un estable crecimiento de las reacciones atópicas, que agrava el curso de muchas enfermedades, dificulta la administración de un tratamiento efectivo y genera procesos autoinmunes, que disparan progresivas condiciones patológicas; los médicos no solo deben conocer los principios básicos de la inmunología sino buscar de manera activa nuevas aproximaciones a la inmuno-modulación para tratar tales condiciones.

Actualmente, las principales vías de inmunoterapia activa no específica son el uso de conductores de interferón, estimuladores de actividad macrofágica, linfocitos B y T, interferones naturales y recombinantes con efectos antivirales e inmunomoduladores, como también reguladores endógenos de reacciones inmunitarias como las interleuquinas y otras citoquinas. El uso de inmunomoduladores naturales endógenos no específicos abre nuevas perspectivas de inmunorehabilitación en diversas enfermedades infecciosas y somáticas. Generalmente, la administración parenteral de citoquinas causa pronunciados efectos pro-inflamatorios que conducen a una intensificación de reacciones que ya son hiper-inflamatorias. En nuestra opinión, el uso de Transfer Factor, una generación nueva y única de inmunomoduladores derivados del calostro bovino, es muy prometedor en el control de este problema.

Los datos experimentales y los resultados de los estudios desarrollados en diferentes clínicas de este país han demostrado los efectos inmunomoduladores de formas orales de factores de transferencia en diversas enfermedades infecciosas, parasíticas y somáticas. De acuerdo con los resultados de estos estudios, TF produjo prácticamente el mismo efecto inmunomodulador que los más usados interferones, citoquinas y otros inmunomoduladores. Además, el uso oral de TF minimiza las reacciones adversas, brinda efectos fármaco-económicos óptimos y ayuda a reducir el curso de la terapia de inmuno-rehabilitación.

TF y TF PLUS poseen marcados efectos inmuno-correctores y son útiles por su eficacia terapéutica y profiláctica en diversas formas de patologías infecciosas y somáticas que son acompañadas por trastornos inducidos por perturbaciones del estado inmunitario".

En el año 2007 sale a la luz un nuevo descubrimiento del mismo laboratorio. La biotecnología aplicada se especializa en buscar otras formas de respaldo del sistema inmunitario en el calostro y deciden emplear nanotecnología para explorar nuevas posibilidades. Es a través de esos nuevos procesos que descubren una nano-molécula mucho más pequeña que los factores de transferencia a la que dieron el nombre de *NanoFactor®*. Estas nano-fracciones son moléculas de bajo peso que funcionan como parte de la red de mando y control del sistema inmunitario. La nano-molécula aporta "intuición", bioquímicamente hablando, al sistema inmunitario, haciendo que las células inmunitarias sepan cuando actuar, cómo hacerlo y cuando parar, como si fueran un refuerzo para las células T.

El laboratorio *4Life Research™* unió *TransferFactor E-XF™* y *NanoFactor™*, y ahí nació la denominación de *TriFactor™*, ya que se unen las tres moléculas de factor de transferencia; las del calostro, las de la yema del huevo, y el extracto de *NanoFactor™*. Esto hace que la sinergia nos aporte un respaldo incomparable sobre el sistema inmunitario. De este nuevo poder molecular nace la necesidad de crear la ciencia Transfercéutica, como un nuevo paradigma inmunológico.

Para entender la función completa del Tri-Factor™ podemos recurrir a un símil que nos lo va a poner más fácil para entender que quiere decir esto de la molécula de la "inteligencia" o la de la "intuición" en términos adecuados a todos los públicos.

Imaginemos un territorio de prados y bosques, que es nuestro cuerpo, vigilado por un ejército de bomberos para evitar cualquier incendio. Cuando se prende fuego en alguna parte del paraje un camión de bomberos con un equipo de bomberos preparado llega al lugar para sofocar el fuego. Todos esos bomberos son las células de defensa del sistema inmunitario y el capitán del camión de bomberos es el factor de transferencia. Éste dará órdenes de como apagar el fuego y cuál es la estrategia a seguir para actuar, limpiar los restos y proteger la zona para que no se vuelva a incendiar. Pero esta función se puede volver más eficaz si en el centro del paraje, en la zona más alta, hay un equipo de vigilancia que puede avisar a tiempo a los bomberos, que les puede indicar hacia dónde acudir y que además les puede orientar por dónde es mejor que se acerquen al fuego. Esta combinación del *NanoFactor*™ como vigía en la torre de control, el factor de transferencia como capitán del camión y las células inmunitarias como bomberos, funcionando adecuadamente, aseguran un sistema inmunitario capaz de reconocer correctamente y a tiempo, reaccionar rápida y eficazmente, y recordar lo sucedido para próximas ocasiones. Es decir, un buen estado de salud del sistema inmunitario y, por lo tanto, un individuo saludable y bien protegido.

Un dato de interés a tener en cuenta es que los productos de *4Life Transfer Factor*® están presentes en el PDR de los Estados Unidos (Physicians Desk Reference), como garantía de control de efectividad, ya que para que un producto pueda estar reconocido en esta guía de referencia terapéutica debe haber demostrado su efectividad. El lector puede consultar en internet en la siguiente dirección, teniendo en cuenta el carácter dinámico de las páginas web que puede variar en el transcurso del tiempo:

http://www.drugs.com/pdr/4life-transfer-factor-plus-advanced-formula-capsules.html

Y eso es muy importante en nuestros días en las que los productos milagrosos abundan sin ningún tipo de control. Si algo tiene *Transfer Factor®* es rigor científico y control, como así demuestran los más de 3000 estudios clínicos independientes realizados con el producto.

El último trabajo de estudio en el laboratorio nos ha dado a conocer un nuevo método diagnóstico para determinar el incremento en la producción de IgA a través de la saliva. Un método sencillo pero que nos aporta una gran información.

Aplicando este nuevo sistema se pudo demostrar científicamente un incremento medio de la producción de IgA de un 73% tras administrar Transfer Factor, donde cabe destacar que el 100% de las muestras experimento incrementó esta producción.

Aquí incluyo la conclusión del laboratorio:

"Nueva Prueba de 4Life Transfer Factor® Muestra un 73% de Incremento en la Producción de IgA Salivar

Salt Lake City, Utah (11 de mayo de 2009) 4Life Research™ anunció hoy la conclusión de una nueva prueba científica preliminar, la cual muestra el efecto de 4Life Transfer Factor Tri-Factor® Formula en la producción del anticuerpo IgA. Los participantes tomaron 4Life Transfer Factor Tri-Factor Formula por dos semanas, seguidas por dos semanas adicionales consumiendo 4Life Transfer Factor RioVida® Tri-Factor Formula. Un cien por ciento de los participantes
vieron un incremento en la tasa de producción de la secreción salivar IgA cuando se comparó con una semana como base, con un promedio de incremento del 73%.
Los anticuerpos IgA, producidos por células plasmáticas, son proteínas altamente específicas utilizadas por el sistema inmunológico para atrapar y neutralizar invasores externos. Los anticuerpos IgA cubren la superficie de las membranas mucosas. Estas proteínas en forma de "Y" atrapan a los invasores, previniendo que se adhieran a las paredes

Así, el laboratorio creador de la categoría de la Ciencia Transfercéutica, da un paso más en la demostración científica de los beneficios de los factores de transferencia.

Toda esta información no hace más que confirmar el poder inmunomodulador que nos ofrecen estas pequeñas moléculas, pero muchas veces las personas, y yo fui el primero en su momento, necesitan algo más par acabar de reconocer el potencial que conlleva el consumir factores de transferencia habitualmente. Yo les animo insistentemente a probar los factores de transferencia. Y sobretodo les animo a que lo entiendan como un elemento de prevención que también puede ayudarnos en el plano terapéutico.

Lejos de fiarme de comentarios poco documentados de foros de internet donde cualquiera escribe lo que le parece sin ningún rigor y sin ningún tipo de autoridad técnica, y buscando la información científica más contrastada, mi necesidad mental de información quedó más que colmada. Por eso debía pasar a una fase más práctica probando los efectos de los factores de transferencia personalmente.

Como comprobación les diré que, por mi afán de conocer y experimentar con este descubrimiento, me tiré de cabeza a la piscina y, como quería comprobar tanta "milagrosidad", probé con un familiar de confianza que padecía psoriasis eritrodérmica desde hacía más de 30 años, obteniendo muy buenos resultados. Más tarde pude comprobar sus esperanzadores resultados en bronquitis, cáncer de mama, refuerzo de defensas en quimioterapia y radioterapia, dermatitis atópica, fibromialgia, esclerosis, desajustes hormonales, deficiencias neurológicas,... Y desde entonces han sido miles de personas en todo el mundo que han podido comunicarme los efectos que los factores de transferencia han causado para el bien de su salud.

Los resultados los voy a describir con tres calificativos que determinaron mis futuras aplicaciones del producto, a cuál más decisiva:

1. Sorprendentes, (ya no digo que no a nada)

2. Extremadamente rápidos, (considerando cada patología)

3. Increíblemente perdurables, (hablaremos de su explicación bioquímica).

Muchas veces, los profesionales nos limitamos a través de los paradigmas que aprendimos en su día y eso nos impide abrirnos a nuevas visiones, y en charlas por todo el mundo me encuentro terapeutas, médicos, naturópatas, biólogos, farmacéuticos, etc,... que cuestionan, desde la teoría aprendida, la capacidad de acción de los factores de trasferencia. Y yo siempre les aseguro que tienen razón al cuestionar su efecto. Es más, según mis estudios y mi conocimiento, estamos totalmente de acuerdo. Pero lo más maravilloso es que en la práctica, al aplicarlo en la acción de un tratamiento, los resultados nos dicen lo contrario. Y eso es maravilloso, ya que no solo avanzamos en la resolución de los pacientes y en el campo de la prevención, sino que además nos abre la mente a todos los profesionales a nuevas maneras de entender nuestro cuerpo y su funcionamiento, y nos anima a investigar más.

Sin ánimo de afirmar ningún poder curativo de los factores de transferencia, el objetivo es que las personas tengan una información de primera mano a través de los textos científicos más significativos, de los artículos y estudios realizados por expertos en el tema y de la experiencia vivida por mi y por otras personas a través de sus vivencias, y sin intención de suplantar cualquier tratamiento que las personas estén recibiendo de su médico o terapeuta pertinente.

En todo caso el factor de transferencia siempre lo utilizamos como complemento a (…), y no como sustitución de (…).

El lector podrá encontrar más información sobre los estudios iniciales en el INTERNATIONAL TRANSFER FACTOR SOCIETY a través de la dirección de internet:

http://itfs.med.unibo.it/

Capítulo 4 - El uso de los factores de transferencia

Con toda la información técnica anterior, solo nos queda pasar a la parte práctica. Aquí tengo el propósito de aclarar todas aquellas cuestiones que asaltan a toda persona que quiere empezar a tomar factores de transferencia y no sabe cómo, cuánto, cuándo...

Así que vamos a empezar por partes, resolviendo de una a una las cuestiones más típicas que he encontrado en mi trayectoria y aprovechando las situaciones reales que muchos consumidores, profesionales de la salud y distribuidores me han consultado en vivo, por teléfono y por e-mail durante estos años.

En este punto debo aclarar que todo el uso que comento en las siguientes líneas está asado en la experiencia con el producto *4Life Transfer Factor* ™ ya que esta compañía es propietaria de la patente de extracción de la molécula a nivel mundial.

¿QUIÉN?

Hay gente que se pregunta si pueden tomarse el producto, si es adecuado para ellos dependiendo de diferentes situaciones o edades. Y la respuesta es clara; todo el mundo puede tomar factores de transferencia sin ningún problema. -De 0 a 150 años!- comenta un compañero cada vez que alguien le hace esta pregunta. Y la verdad es que si nos ponemos técnicos habría que especificar que un bebé toma factores de transferencia nada más nacer y que esta molécula no sólo no es nociva sino totalmente beneficiosa ya que lo único que hace es beneficiar al sistema inmunitario.

El factor de transferencia en niños no sólo son seguros, sino ampliamente recomendados para aumentar y regular sus defensas. Pueden tomarlo fácilmente abriendo una cápsula y mezclando el contenido en un zumo, yogurt, papilla, leche,... o pueden escoger un formato masticable o bebido disponible, más adecuado.

¿CUÁNDO Y CÓMO?

Para la pregunta de cuándo se puede tomar, apuntaré que la mayor eficacia del producto la encontramos cuando se ingiere aproximadamente una media hora antes de las ingestas, habitualmente antes del desayuno, almuerzo y cena. De esta manera queda la dosificación repartida y es más efectiva. Ésta eficacia máxima es debida a que el producto entra en el tracto digestivo sin la presencia de otros alimentos y la absorción es más rápida, a la vez que no tiene que estar tan expuesto a todos los ácidos que se segregan durante la digestión ni a las altas temperaturas. El producto está preparado para ser absorbido por esta vía aunque hay muchos profesionales que lo aplican, en casos especiales, por vía sublingüal (depositando el producto unos segundos bajo la lengua) con el propósito de que se introduzca rápidamente en el torrente sanguíneo.

Estas son variantes que algunos profesionales han experimentado con el producto, así como algunos médicos homeópatas han llevado a cabo la creación de dosis homeopáticas, donde las D2 y las D8 han sido las que han aportado los mejores resultados.

De todos modos, el producto ha sido concebido técnicamente para ser asimilado por vía oral, sobreviviendo sus propiedades al tracto digestivo para poder ser absorbido y asimilado.

En el caso de que la toma no siente bien al estómago vacío, se puede suministrar durante e incluso después de las ingestas sin que el resultado se vea especialmente modificado. De esa manera se suele distribuir la dosificación en tres tomas con el propósito de mantener una dosificación constante y seguida, aunque ésta se marca diariamente.

Así, cuando una dosificación adecuada es de 6 cápsulas al día se pueden distribuir en 2 cápsulas antes del desayuno, 2 antes del almuerzo y 2 antes de la cena, o incluso 3 antes de una ingesta y 3 antes de otra. Los horarios y posibilidades de la persona marcarán estos ritmos sin alterar el resultado del producto. Los científicos aseguran que más de 2 cápsulas cada dos horas es la máxima dosis asimilable en tratamiento, aunque también es cierto que una mega dosis es muy efectiva en casos de urgencia, sobretodo cuando combinamos moléculas de factor de transferencia con otros fito-nutrientes.

¿CUÁNTO?

El uso recomendado de cada uno de los productos de *4Life Transfer Factor* ™ viene indicado en la etiqueta de los mismos, siendo la cantidad diaria de mantenimiento el resultado de dividir el número de cápsulas por 30 días, es decir, cada frasco tiene un consumo previsto de un mes. De esta manera un frasco de 90 cápsulas indicará una cantidad de mantenimiento correspondiente a 3 cápsulas al día.

Entendemos la cantidad de mantenimiento como la cantidad que tomamos cuando gozamos de una supuesta buena salud y queremos prevenirnos de cualquier afección relacionada con el sistema inmunitario. Esta es la verdadera razón de ser del factor de transferencia; la prevención. Aunque como hemos visto al principio del libro, resulta bastante complicado encontrar a alguien que goce de una salud completa y realmente óptima.

En el caso de que pretendamos un resultado que alivie una condición o mejore el estado de salud, la indicación sería duplicar o incluso, en casos muy críticos, triplicar la cantidad diaria de mantenimiento. No hay riesgo alguno en la sobre-dosificación que, como hemos apuntado unas líneas más arriba, se puede hacer necesaria en crisis agudas de cualquier condición. El único problema es que una cantidad del producto ingerido excesivo se elimine y por lo tanto se desperdicie por exceso, pero, según las pruebas realizados en el laboratorio, nunca acarreará un problema al organismo.

Personalmente, y por los resultados obtenidos a través de mi experiencia y la de muchos otros profesionales de la salud, soy partidario de ingerir una dosificación alta ante cualquier condición durante los primeros días o meses (según el problema), y una posterior reducción cuando se estabiliza el sistema hasta llegar a una cantidad de mantenimiento.

En algunos casos, en sistemas débiles de ancianos o en niños muy pequeños, se aconseja empezar a tomar el factor de transferencia a dosis mínima e ir aumentando progresivamente hasta lograr la dosificación deseada.

LIMPIEZA INICIAL

También en los casos en los que la buena salud es el estado presente se han visto muy buenas experiencias aumentando la cantidad al principio. En muchos de estos casos se ha podido comprobar que el cuerpo elimina durante esos primeros días muchas toxinas e incluso recupera procesos que han quedado aletargados como resfriados mal curados, infecciones olvidadas, que gracias a esta activación del sistema salen a la luz para ser definitivamente derrotados y eliminados del cuerpo. Podemos asimilar este proceso a lo que venimos a denominar como crisis curativas.

Cabe decir que el hecho de que puedan acontecer no significa que necesariamente hayan de existir. Pero es importante entender que si suceden es una buena señal de que el sistema está realmente reaccionando al Factor de transferencia.

Una señal inequívoca de crisis curativa es una acentuación de los síntomas a tratar. En estos casos ha resultado muy útil aumentar la dosis (no suprimirla) y los efectos desaparecen en breve. Realmente esa es la señal que nos indica que hemos dado en la diana adecuada y que el cuerpo está trabajando para solucionar el problema. Un error común es dejar de tomar el producto pensando que está haciendo algún mal, cuando lo que realmente sucede es que el mal ya lo tenemos, ya es nuestro, pero en ese momento, digamos, metafóricamente, que "la herida escuece" porqué el sistema está resolviendo la situación.

Vuelvo a decir que el hecho de que pueda acontecer una crisis curativa no significa que necesariamente hayan de existir. Es más; habitualmente no nos encontramos estos casos, pero en este compendio de información acerca del uso del producto creo indispensable explicar la naturaleza de estas reacciones tan beneficiosas para el organismo.

También cabe aclarar que las respuestas de crisis curativas no son exclusivas de los factores de transferencia, ni mucho menos. Esta es una respuesta a tener en cuenta en cualquier tipo de tratamiento o terapia que persiga eliminar los problemas de raíz y no se busque, simplemente, poner parches temporales a la situación.

Otra buena técnica muy efectiva en estos casos, y también en los casos en los que la persona tiene un sistema delicado que es mejor no reactivar en exceso, es partir de cero y empezar a tomar una cápsula al día durante dos o tres días, dos cápsulas otros dos o tres días, y así, sucesivamente, aumentar las tomas hasta llegar a la dosis prevista en un principio.

Veamos otra posibilidad aplicada en patologías de carácter cíclico como las alergias y las enfermedades autoinmunes, ya que hay que observar otros cursos de las patologías. Por ejemplo, recuerdo el caso de una persona que sufría de bronquitis alérgica durante mucho tiempo y tenía crisis cada cierto tiempo durante las cuales debía recibir asistencia médica y ser hospitalizada con toda la batería médica pertinente para la ocasión.

Empezó a tomar factores de transferencia y empezó a encontrarse notablemente mejorada. Al pasar el tiempo habitual entre crisis tuvo efectivamente la crisis esperada pero con una virulencia más moderada. La siguiente crisis tardó más tiempo en aparecer y de nuevo disminuyó la gravedad. De esta manera fue disminuyendo la intensidad de las crisis y aumentó progresivamente el tiempo de encontrarse bien entre las crisis. Hoy en día, una vez pasados los tres primeros meses de tratamiento, ya no ha vuelto a padecer ninguna crisis y continúa con su dosificación de mantenimiento.

Y aquí en este punto me asalta una pregunta que me formulan muy a menudo; ¿Cuánto tiempo se debe tomar el factor de transferencia?

¿DURANTE CUÁNTO?

Ya dije que el factor de transferencia no es un medicamento sino un complemento nutricional. Con esta base, para mí es igual de importante suministrar factores de transferencia a mi cuerpo, como lo es suministrarle aceite de oliva, verduras o fruta fresca. Me gusta la idea de comprender el factor de transferencia como una ayuda extra alimenticia para nuestro sistema inmunológico que, desgraciadamente, está recibiendo agresiones por todos los flancos posibles.

Pero seamos un poco más técnicos en esta explicación. El tiempo de administración lo marca el resultado que, habitualmente, empieza a notarse en poco tiempo si estamos tomando adecuadamente el producto y con la dosificación correcta. Ahora bien; teniendo en cuenta que la molécula de factor de transferencia llega al interior de las células y que éstas van duplicándose con la nueva información añadida, sabemos que la media de vida de una célula del sistema inmunitario es de unos tres meses. Por lo tanto, podemos deducir que, habiendo recibido la cantidad adecuada de moléculas de factor de transferencia, el sistema necesita un mínimo de tres meses para reaccionar al 100% con las nuevas órdenes clasificadas para el ejército de defensas. Pero, aún así, el efecto se puede observar mucho antes, hasta el punto, mucho más escaso, de que una persona que comienza a tomar el producto puede empezar a vislumbrar el efecto a los pocos minutos. Al menos un atisbo de la reacción que irá aumentando con el tiempo necesario que precise el sistema, evidentemente, no una curación espontánea.

Pero en muchos casos la duda se presenta cuando después de tomar factores de transferencia por una condición ya solventada se decide suspender las tomas. La experiencia me ha mostrado que después de solventar completamente el desequilibrio en el sistema inmunitario se puede reducir las tomas e incluso, si se lleva muchos meses tomando factores de transferencia se podría llegar a eliminar las tomas sin consecuencia en el resultado. De todos modos, la lógica me hace deducir que el cuerpo necesitará en el futuro obtener una información más actualizada para cada momento en cuestión. ¿Recuerdan la analogía del antivirus del ordenador?

El cuerpo sabe cómo reaccionar, el sistema inmunitario está preparado para enfrentarse al enemigo, la naturaleza es sabia. Pero el medio en el que vivimos puede trastornar todos estos mecanismos e incluso modificar sus funciones correctas. Además, las agresiones que recibimos tienen un carácter dinámico y van evolucionando con el tiempo, como en el caso de las mutaciones de los virus o la resistencia adquirida de las bacterias, que van a requerir una respuesta más adaptada de nuestro sistema de defensa.

¿Y SI NO...?

Pero hablemos también de los casos en los que la persona no obtiene el resultado esperado. Esta parte me encanta porque es vital para el ser humano entender su salud y es un placer para mi explicar este concepto. No estamos acostumbrados a tener el control de la salud en nuestras manos, más bien declinamos esa responsabilidad en nuestro médico o en las medicinas, y ya es hora de que recuperemos el orden en este punto.

Entraré a aclarar más a fondo este tema más adelante pero básicamente hay tres razones por las que encontramos este resultado negativo:

- Una es que la persona no está tomando adecuadamente el producto. *(Tristemente, a veces hay que recordar que el producto en el estante de la cocina no hace efecto)*

- Otra es que su problema no tenga nada que ver con el sistema inmunitario.

- La última y más probable, es que no está tomando la combinación o la dosis adecuada.

Mi receta personal es variar periódicamente los productos *Transfer Factor®* que consumo. De hecho, he podido comprobar que el gran éxito del producto cuando hay desequilibrios en la salud, se encuentra en saber combinar en cada momento los productos adecuados con la dosificación correcta para ese momento, pudiendo variar en muy pocos días su estructura en función de los cambios que se sucedan.

Habitualmente utilizamos factores de transferencia (*Transfer Factor*™) para problemas de los grupos de desequilibrio 3 y 4, y factores de transferencia con otros fito-nutrientes de conocida eficacia inmunológica (*Transfer Factor Plus* ™) para condiciones de los grupos de desequilibrio 1 y 2.

Mi patrón, como ya he comentado anteriormente, consiste en empezar con dosificaciones altas e ir menguando en función de la respuesta, sabiendo que el exceso de cantidad suministrada no presenta ningún problema, más que el desperdicio de cápsulas.

En el caso que cantidades grandes creen una respuesta inapropiada, como una crisis curativa demasiado molesta, la opción que mejores resultados me ha dado y que las personas más han agradecido es la de bajar a una sola cápsula diaria durante 2 o tres días, para continuar con 2 cápsulas diarias otros 2 o 3 días, y así ir aumentando la dosificación hasta alcanzar la cantidad estipulada al principio o una dosis inferior a ésta que nos brinde resultados sin molestia hasta que podamos aplicar la dosis correspondiente. Con esto, podemos tener control sobre posibles molestias que podrían ser, en algunos casos, prescindibles para un resultado óptimo en la salud de la persona.

La administración en niños se explica fácil y rápidamente. Si lo piensan bien ¿qué toma un bebe recién nacido? De hecho, la dosis con niños es muy arbitraria y los niños tienen una gran capacidad de dictar su dosis apropiada. Si lo necesitan piden más y si no lo necesitan suelen despreciarlo directamente. ¡Esa es la mejor medida! Pero una dosis de mantenimiento puede ser de una cápsula al día y volvemos a adoptar el patrón de doblar la dosificación en tratamientos.

En el caso de embarazos, como ya es habitual en cualquier tratamiento, el uso de cualquier suplemento nunca es recomendado, aunque podría ser útil el uso de factores de transferencia en casos de sistemas inmunológicos demasiado hipo-activos. Hay que recordar que el sistema inmunitario de una mujer embarazada está deprimido por naturaleza.

El único caso en el que hay que evitar el uso del producto es en personas que acaban de pasar un trasplante de algún órgano, ya que en su organismo hay un cuerpo extraño susceptible de ser atacado por un sistema inmunitario en perfectas condiciones.

Una máxima que hay que tener en cuenta siempre en el uso de los factores de transferencia y en cuanto al resultado esperado, es que los factores de transferencia actuarán y veremos una respuesta más clara cuanto más relacionada esté la patología con el sistema inmunitario. Es decir, cuanto más implicado esté el sistema inmunitario en la patología, mejor resultado obtendremos del tratamiento.

Y sobretodo, es muy importante entender que con los factores de transferencia estamos dando información al sistema para que sea él el que resuelva lo que tenga que resolver.

Por ello hay que observar los factores de transferencia como complemento a cualquier otro tratamiento y que en ningún caso va a sustituir un tratamiento prescrito por un profesional. Estamos hablando de tratamientos complementarios.

Nunca deje una medicación para tomar factores de transferencia. Muy probablemente, al tiempo de tomar los factores de transferencia, su propio médico reestructurará su tratamiento inicial adecuándolo a la nueva situación.

Esto me hace recordar un consejo inevitable, que demasiadas veces damos por sabido, cuando la realidad demuestra lo contrario.

El ser humano debe recuperar el control de su salud, y eso implica hacerse responsable de ella, no dejarla en manos de un médico u otro profesional de la salud, ya que ellos habitualmente son profesionales de la falta de salud. Pero el mantenimiento de ésta es totalmente personal e intransferible.

Tomemos conciencia de ello y sigamos las pautas básicas religiosamente, pensando en cuidar nuestro cuerpo, y también nuestra mente, para no dañarnos más aún.

Aquí quisiera comentar las nociones básicas de un correcto mantenimiento de la salud. Unos hábitos que demasiadas veces damos por hecho pero que en realidad desconocemos o le damos poca relevancia:

- Mantengamos nuestro cuerpo en forma con ejercicio moderado y cuidando ante todo nuestra columna vertebral en condiciones óptimas. Esto facilitará la correcta irrigación e inervación de todos nuestros órganos internos y el correcto funcionamiento del metabolismo general del cuerpo. Así que si tiene problemas con la espalda revise ese punto, haga ejercicio periódicamente y déjese aconsejar por un especialista del sistema estructural.

- La respiración correcta es una de las mejores habilidades a conseguir. Una buena respiración es vital para nuestro cuerpo y nuestra mente. Por eso es tan recomendable practicar yoga, meditación, tai-chi u otras técnicas que se adecuen mejor a su gusto con el propósito de controlar mejor la respiración, la oxigenación de todos los rincones de su cuerpo y la liberación del dióxido de carbono, utilizando la total capacidad de sus pulmones, y no una tercera parte de ellos, como es habitual.

- Asegúrese de llevar una buena alimentación, una buena dieta. La alimentación debería ser nuestra mejor medicina, pero la cocina moderna nos ha acostumbrado a comer rápido y saciarnos de calorías. Carnes ante vegetales, azúcares y harinas refinados, leche para adultos cargada de caseína, levaduras, malas combinaciones de hidratos y proteínas,... Todo un descontrol que acaba pasando factura a nuestro organismo en su totalidad. Un proverbio japonés dice: *"Si el matrimonio empezó el día con una pelea, ¡que piensen en lo que habían cenado el día anterior!"*

- Mantenga una buena higiene interna; el hígado necesita depurarse periódicamente para filtrar la sangre, los riñones necesitan descongestionarse, el intestino necesita limpiarse y vaciarse... Un intestino sucio es la principal causa de enfermedades que debilitan y trastornan al sistema inmunitario. Según los estudios del profesor Mikhail Tombak, director del *Centro Científico de la Salud* en Moscú, un ser humano adulto acumula entre 8 y 15 Kg de restos fecales en el interior de su intestino. Por eso los profesionales en medicina natural utilizamos y recomendamos habitualmente técnicas muy recomendables de ayuno y depuración.

- Y por supuesto, y ante todo lo demás, mantener una muy buena actitud mental positiva, como la mejor herramienta para preservar y mejorar la salud y el bienestar personal, y la de todos los que no rodean y que se benefician de ella.

Todos estos temas son objeto de desarrollo mucho más extenso pero aquí los he resumido para no dejar de aclarar que, en definitiva, el control de nuestra salud depende siempre de nosotros y mucho más cuando creemos estar sanos, que cuando ya tenemos los síntomas de una enfermedad encima.

***La prevención, siempre es el mejor de los tratamientos para la
salud, todo lo demás son tratamientos para la enfermedad.***

El gran abanico de posibilidades que ofrecen los factores de
transferencia son prácticamente inacabables, sus aplicaciones
preventivas son todavía inexploradas y su alcance, a día de hoy,
inimaginable.

Espero que la base para conocer este importante descubrimiento
haya quedado clara y entendible para todos y podamos, en un futuro
próximo, encontrarnos de nuevo para descubrir los beneficios
sinérgicos de combinar los factores de transferencia con otras
sustancias que nos ayuden a dirigir el efecto del sistema inmunitario
hacia diferentes sistemas del organismo. Un mundo de posibilidades
terapéuticas impresionante y muy esperanzador.

Así que no espere para empezar a actualizar su sistema de
defensas. Su sistema necesita de la nueva información clasificada
sobre las nuevas agresiones del exterior y precisa de una mejor
organización de la información propia para evitar ataques sorpresa
desde nuestro propio organismo.

El mundo en el que vivimos no es un paraíso en el que nuestra
salud es una condición natural estática e inamovible, y esa es una
realidad que no debemos obviar porque cuando nos damos cuenta de
que nuestra salud se va, muchas veces ya es demasiado tarde. Ahora
tiene esta información en sus manos.

Ahora conoce el potencial de este descubrimiento y probablemente esté viendo la necesidad de que todo el mundo conozca este regalo de la naturaleza. Y, lo mejor, es que usted puede contribuir a mejorar la salud de muchas personas.

Coloque usted su grano de arena en esta playa y comparta esta información con quien la pueda necesitar. Comente su lectura con los amigos, regale un ejemplar de esta información a un ser querido, háblele de los factores de transferencia a un enfermo...

Pero, sobretodo, no se quede esta información sólo para usted.

Sin su granito de arena, esta playa no será la misma.

Gracias de antemano.

Y recuerde:

"Quien no se ocupa hoy de su salud,
            deberá ocuparse mañana de su enfermedad"

Bibliografía

- Carta metodológica; El uso de Factor de Transferencia en la Recuperación Inmune tras Enfermedades Somáticas e Infeccioso-Inflamatorias. Ministerio de Salud y Desarrollo de la Federación Rusa, Moscú, 2004.

- Inmunologia: laboratori de diagnòstic clínic. CFGS. Gemma Giner. Edicions Universitat de barcelona.

- Refuerzo Inmune natural, Factor de Transferencia. William Hennen Ph.D. Woodland Publishing.

- Cáncer; Qué es, qué lo causa y como tratarlo. José Antonio Campoy&Antonio Muro. MK3 Ediciones

- Immunology, Immunopathology and Immunity. Sell S. Appleton and Lange: Stamford CT 1996.

- Allergenicity of orally administered immunoglobulin preparations in food-allergic children. Bemhisel-Broadbent J, Yolken RH, Sampson HA. Pediatrics 1991, 87(2) 208-14.

- Transfer Factor in the Era of AIDS. Pizza G, Viza D. Biotherapy 1996, 9(1-3), ix-x.

- Immunology in a Nutshell. Eberhand Wecker. Mannheim: BI. Wissenchaftveriag. 1992.

- The cellular transfer of cutaneous hypersensitivity to tuberculin in man. Lawrence HS. Proc Soc Exp Biol Med 1949, 7a, 516.

- Activities and characteristics of Transfer Factors. Kirkpatrick CH. Biotherapy 1996, 9(13), 13-6.

- Transfer Factor—current status and future prospects. Lawrence HS, Borkowsky W. Biotherapy 1996, 9(1-3), 1-5.

- Transfer Factor—current status and future prospects. Lawrence HS, Borkowsky W. Biotherapy 1996, 9(1-3), 1-5.

- Análisis, casos clínicos concluyentes y conferencias ofrecidas por el Dr. Luis Lorenzo González Moreno.

- Transfer Factor: Past, Present and Future. Fudenberg HH, Fudenberg HH. Ann Rev Pharm Tox 1989, 475-516

- Murine Transfer Factors: dose-response relationships and routes of administration. Kirkpatrick CH, Hamad AR, Morton LC. Cell Immunol 1995, 164(2), 203-6

- Oral Bovine Transfer Factor (OTF) use in the hyper-IgE syndrome. Jones JF, Schumacher MJ, Jeter WS & Hicks MJ. In: Immunobiology of Transfer Factor. Academic Press: New York 1983, pp 261-70

- Observation of the effect of PSTF oral liquor on the positive tuberculin test reaction. Wu S. Zhong X. Chung Kuo I Hsueh Ko Hsueh Yuan Huueh Pao 1992, 14(4), 314-16.

- AIDS and Transfer Factor: myths, certainties and realities. Viza D. Biotherapy 1996, 9(1-3), 17-26.

- A canine distemper virus epidemic in Serengeti lions (Panthera leo). Roelke-Parker ME, Munson L. Packer C, Kock R, Cleaveland S, Carpenter M, et al. Nature 1996, 379, 441-5.

Más información y contacto en:

www.clubsalud.es

Otras obras del autor:

http://oscarnajera.bubok.com

www.ingramcontent.com/pod-product-compliance
Lightning Source LLC
Chambersburg PA
CBHW071225130726
47998CB00002B/837